U0135507

《中华中医药学会心血管病分会传承发展之路》编委会

顾　问　（按姓氏拼音排序）

陈可冀　丁书文　郭维琴　韩明向　黄永生
雷忠义　李应东　刘志明　路志正　毛德西
沈宝藩　史载祥　唐蜀华　王　阶　王行宽
翁维良　吴以岭　徐经世　严世芸　张伯礼
张学文

主　编　毛静远
副主编　王贤良　毕颖斐　韩学杰　姚魁武
编　委　（按姓氏拼音排序）

安冬青　常红卫　陈金水　陈丽云　陈联发
陈晓虎　陈新云　戴小华　邓　兵　邓　悦
董　波　樊瑞红　范慧敏　方祝元　符德玉
宫丽鸿　顾　宁　郭家娟　韩丽华　郝　伟
何德英　何红涛　洪　军　胡有志　胡元会
胡志耕　黄　力　黄抒伟　贾振华　姜德友
蒋卫民　焦志玲　荆　鲁　雷　燕　李　军
李　平　李庆海　李　易　李运伦　林　玎
林　谦　刘超峰　刘红旭　刘建和　刘　凯
刘　强　刘如秀　刘　真　刘中勇　卢健棋
陆　峰　陆　曙　吕渭辉　毛以林　倪代梅
牛天福　邵正斌　田相同　田亚南　童　丽
王　慈　王丽颖　王培利　王庆高　王守富
王　显　王晓峰　王肖龙　王心怡　王亚红
王永刚　王永霞　王振涛　吴　伟　伍建光
冼绍祥　熊尚全　徐　浩　徐惠梅　徐学功
许　滔　薛一涛　杨传华　杨　霞　叶　武
袁天慧　岳桂华　张　虹　张　晶　张军平
张学智　张　艳　张永康　张振鹏　赵海滨

赵明君　赵英强　钟　栩　袁敬柏　周高峰
朱翠玲　朱明军　祝　炜　邹　旭
秘书组　王贤良　毕颖斐　王　慈　王心怡　范慧敏
田亚南

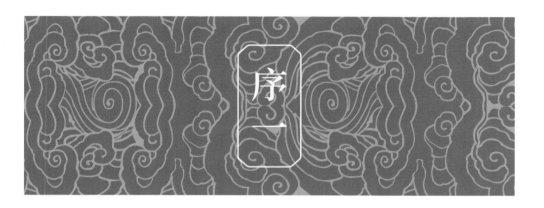

心血管疾病是影响人民群众健康的主要疾病之一，中华中医药学会心血管病分会自成立以来，积极开展各层次的学术交流，注重学科建设和科研成果转化，重视在实践中培养和选拔人才，已涌现出了一大批名医大家、中青年学者，推动了中医药学术进步，提高了临床诊疗水平，成长为中华中医药学会各群体中的优秀者。前者不忘，后事之师，有必要总结学会建设近 20 年历程、学会工作经验和学科的进步，对进一步提高中医药在心血管疾病中的防治能力和水平，推进中医药传承精华、守正创新具有重要意义。

中华中医药学会心血管病分会充分发挥专家资源优势，积极推动中医药传承创新，推动心血管病学术交流；发挥中医药特色与优势，积极投身疫情防控工作；提升基层医疗服务能力，助力扶贫攻坚与乡村振兴；注重人才培养，特别是青年人才的发掘和培养等方面做了大量工作。回顾心血管病分会近 20 年的发展历程，在各方面都取得了较大进步，受到广大会员的肯定，也连续获得中华中医药学会 2019 年、2020 年、2021 年度优秀分支机构称号。

逢壬寅年岁末，在中华中医药学会心血管病分会年会召开前夕，围绕党建引领、学术交流、学科建设、人才培养、科学普及、标准化建设、乡村振兴，以及疫情防控等方面总结既往工作，考分会发展之历程，陈学术研究之硕果，彰人才培养之成绩，确是一项有意义的学会建设工作。

　　由分会第四届委员会众多委员同心协力，组织编纂完成的《中华中医药学会心血管病分会传承发展之路》，从发展历程、名医大家、优秀团队、科研成果、学术交流、疫情防控、精准扶贫及乡村振兴七个部分阐述分会的发展历史概况，讲述的是分会发展的传承发展之路，体现的是分会专家的敬业拼搏精神。

　　书将付梓，谨呈所感数言以充为序。

中国工程院院士 国医大师

中国中医科学院 名誉院长　　张伯礼

天津中医药大学 名誉校长

2022 年 11 月于天津静海团泊湖畔

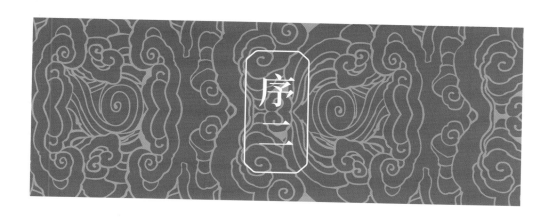

序 二

　　党的二十大报告中明确指出了"促进中医药传承创新发展，推进健康中国建设"，这是对中医药人莫大的鼓舞和激励，也更加坚定了踔厉奋发、传承创新发展中医药的信心和决心，同时为新时代中医药工作指明了前进方向，为守正创新、接续奋战、实现高质量发展提供了坚强保障。

　　心血管病是当前威胁人类身体健康和生命安全的主要疾病之一，也是发达国家和发展中国家面临的共同课题。在中医药学传承创新的实践过程中证实，充分发挥中医药特色优势，运用中医药方法和手段防治心血管疾病，具有良好的疗效和广阔的应用空间。

　　中华中医药学会心血管病分会成立于2006年，作为中华中医药学会的重要分支机构，在沈绍功教授、王阶教授、毛静远教授历任主任委员的带领下，心血管病分会在过去十几年取得了不俗成绩。

　　为了及时总结名医经验及科研成果，更好地开展中医心血管病学术的传承、发展、推广、应用，中华中医药学会心血管病分会第四届委员会组织开展了此次《中华中医药学会心血管病分会传承发展之路》的编撰工作，设置发展历程、名医大家、优秀团队、科研成果、学术交流、疫情防控、乡村振兴及精准扶贫等篇章，收录成册，以作分会发展历史纪要，承前启后，意义重大。

　　谨此书付梓之际，欣然为序。

中华中医药学会副会长兼秘书长

2022 年 11 月于北京

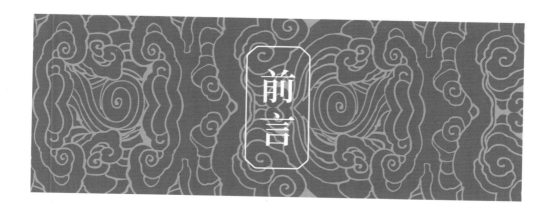

前言

　　中华中医药学会心病分会在原胸痹心痛协作组的框架基础上于 2006 年 10 月成立，2016 年 4 月心病分会更名为心血管病分会，在沈绍功教授、王阶教授、毛静远教授等历任主任委员的带领下，心血管病分会经历从无到有、从小到大的开拓发展，现已成为中华中医药学会下学术影响力较大的二级分会之一。

　　中医心血管病领域学术活跃，名医辈出，成果丰硕，心血管病分会在学术交流推广、研究协作互助、人才培养推荐等方面发挥了应有的作用。为了及时总结名医经验及科研成果，更好地开展中医心血管病学术的传承、发展、推广、应用，中华中医药学会心血管病分会第四届委员会组织开展了此次分会发展史的编撰工作，设置发展历程、名医大家、优秀团队、科研成果、学术交流、疫情防控、乡村振兴及精准扶贫等篇章，收录成册，以作分会发展历史纪要。

　　史以实为准，本书组织者、策划者、编写者遵循尊重历史、尊重事实的原则，一人一事，立足于历史的原貌；一言一语，着眼于客观的实在。为此，分会编写成员，一方面充分利用中华中医药学会的档案资料及相关媒体报道，另一方面动员分会各地专家团队详细查询、反复核实，经过密切交流、追根寻源地认真论证筛选，最终编纂成这部《中华中医药学会心血管病分会传承发展之路》。书中名医大家、优秀团队、抗疫先锋等凡涉及姓名排序者，皆在头衔、批次等一致的前提下按姓氏拼音排序，科研成果则在奖项级别一致前提下将学会奖项提前，而后按照获奖时间顺序排列，虽经多番考虑，仍有不周或欠妥，还望见谅。

　　本书是一部记述中华中医药学会心血管病分会建立与发展历程的专著，按照发展历程、名医大家、优秀团队、科研成果、学术交流、疫情防控、精准扶贫及乡村振兴等七个篇章分别进行了介绍，还特别收录记述了学会的重大党建活动事记、部分中医学泰斗的事迹资料及许多具有史料价值的照片，内容丰富、图文并茂，旨在记录中华中医药学会心血管病分会发展的真实历程，努力起到总结过去、彰显学术、以史为鉴、启迪未来的作用。

　　感谢诸位专家对本书编撰工作的指导与帮助，感谢学界同道长期以来的鼓励与支持。如有疏漏与谬误之处，敬祈各位同仁批评指正，以便再版时修订提高。

编者

2022 年 10 月

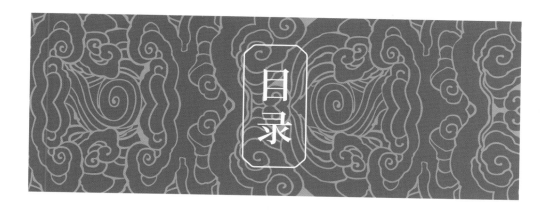

目录

第三章　优秀团队 107

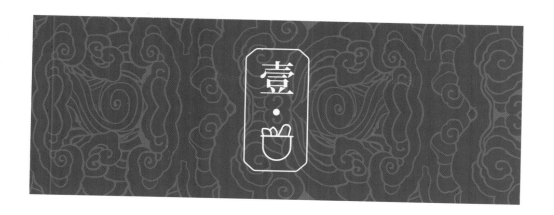

| 第一章 |

发展历程

中华中医药学会心血管病分会由全国胸痹急症协作组和中华中医药学会内科分会心病专业委员会发展而来，2006年，中华中医药学会心病分会二级学会正式成立，2016年4月，正式更名为中华中医药学会心血管病分会。

一、分会前身（1984—2005 年）

全国胸痹急症协作组创建于 1984 年，隶属于国家中医药管理局医政司，共有北京、东北、西北、河南、江苏、福建、安徽、四川、山东、河北、广东、天津、山西、浙江 14 个分组，二甲以上中医机构近 200 个单位，其中副主任医师以上组员占 80% 左右，是中医开展诊治胸痹（心病）急诊的中坚力量。2002 年，根据国中医药医函〔2002〕9 号"关于将原国家中医药管理局医政司急症协作组移交中华中医药学会急诊分会管理的函"，全国胸痹急症协作组整建制转归中华中医药学会急诊分会，坚持"组织不能散，学术不能丢，医药要联盟"的原则，进行组织调整，经研究决定并报请上级批准，胸痹急症协作组组长为沈绍功、杨培君，副组长为郑梅生、李庆海、韩学杰，秘书长由韩学杰兼任；协作组的三大学术任务要抓住不放，并实事实办：充实学术网络，坚持走医药联盟的双盈双利道路，注意吸收有实力的药业到组里来；组建中医心病急诊的临床基地，修订完善急诊规范，扩大应用急诊新药，探讨交流新思路、新方法、新技术，选准品种，实施急诊中成药再开发的"延伸工程"。

2002 年 10 月，原中华中医药学会内科分会心病专业委员会和全国胸痹急症协作组会议召开，会上宣布了遵照上级要求，取消三级分会，对原有专业委员会更名的决定，将心病专业委员会改名为中华中医药学会内科分会心病学术委员会，胸痹急症协作组归入学会急诊分会，改名为中华中医药学会急诊分会胸痹学术委员会。心病学术委员与胸痹学术委员二者合而为一，两委一体，学会重点提高心病学术和诊治规律，协作组重点提高冠心病急危重症的救治。

在此阶段，两委召开过七次全国中医心病学术研讨会、两次国际心病会，举办一次全国中医诊治心病高级研修班。对弘扬中医诊治心病优势，对提高心病疗效，发展心病学术，对凝聚中医心病界的学术精英都有促进作用。在时任中华中医药学会内科分会主任委员王永炎院士的指导下，编著出版了 45 万字的专著《中医心病诊断疗效标准与用药规范》，并荣幸地获得了 2004 年度中华中医药学会科学技术学术著作一等奖；随之编著出版了 94 万字的配套专著《中医心病治法大全》；出版了

117 万字的《今日中医内科》（上卷）。此外还有几部主要专著，如《实用中医心病学》《现代中医心病学》《中西医结合心血管病诊疗手册》《中医痛证大成》《古今中医心病方药集成》《实用中西医结合心律失常学》《高血压病中西医结合诊治研究》《中医心病临床与进展》《冠心病临床药对新用》等，这些专著的出版，扩大了学术影响。通过和药业的共同研究，完成了心病的 3 个准字新药，即"补心气口服液""滋心阴口服液""心痛舒喷雾剂"，都已生产面市，收到效益。

二、奠基阶段（2006—2010 年）

　　2006 年 10 月 15 日，中华中医药学会心病分会成立大会在安徽芜湖召开，经民主协商，无记名投票，选出具有学术、地区代表性的全体委员 139 位，常务委员 48 位。沈绍功任第一届主任委员，王永炎、曹洪欣、晁恩祥任名誉主任委员，焦树德、路志正等任学术顾问，王阶、刘红旭、陈美华、黄永生、韩丽华、郑梅生、李庆海、韩学杰任副主任委员，韩学杰兼秘书长，毛静远、刘小康、李俐、王力、张艳、张学智、胡元会、高峰任副秘书长。在第一届常委会上，讨论通过了"分会规则"和"任期目标"，副主任委员们进行了分工，并根据推进中医心病学的发展任务，提出了学会发展规划。自心病分会成立以来，一直以"推进心病学术发展，弘扬心病诊治优势，创建心病诊疗标准，提高心病疗效水平"为重点任务，围绕制定并完善中医心病学诊断与疗效标准、准字号心病中成药辨证归类、建立农村和社区学术医教平台三个目标，广泛组织开展中医心病的研究工作，努力推动中医心病学的继承、创新、发展。

（一）积极开展学术活动，搭建学术交流平台

　　2006 ～ 2010 年，在沈绍功教授的带领下，在中华中医药学会大力支持下，在各位委员及相关单位的积极参与下，分别在芜湖、河南、长春、杭州、无锡召开了 5

次全国心病学术研讨论，并且每年召开一次常委会，具体情况如下。

2006年10月14～16日在安徽省芜湖市组建成立中华中医药学会心病分会，同时举办全国第八次学术年会，会议宗旨：一切为了临床，疗效是硬道理；大会主题：推进心病学术发展，弘扬心病诊治优势，创建心病诊疗标准，提升心病疗效水平。2007年9月22～24日在河南郑州召开中华中医药学会第九次中医心病学术研讨会，会议宗旨：规范标准，提高疗效；大会主题：继承弘扬心病学术，规范心病诊疗标准。2008年9月21～23日在吉林长春召开中华中医药学会第十次中医心病学术研讨会，会议宗旨：继承、创新、和谐、研讨；大会主题：发展学术、诊疗共识、提升疗效。2009年10月17～19日在浙江杭州召开中华中医药学会第十一次中医心病学术研讨会，会议宗旨：明确优势、体现特色、发展学术，大会主题：继承创新、提高疗效。2010年9月27～29日在江苏无锡召开中华中医药学会第十二次中医心病学术研讨会，宗旨：明确优势、体现特色、发展学术，大会主题：传承创新、提高疗效。

（二）汇集学术经验，编写学术专著

为了能够更好地展示专家经验，分享学术成果，在1984～2005年每次召开的学术年会中，均开展了论文的征集工作，据不完全统计，论文集中收载了论文近300篇，涵盖中医心病理论、临床、实验、专家经验总结等各个方面，并且与中国知网（CNKI）合作，将论文集收录在CNKI平台，进一步宣传推广。

此外，组织编写了《非药物治疗与中医心病》《心血管病名医验案集》《心血管疾病中成药辨证应用指南》等多部专著。

（三）编制并验证中医诊疗方案，推进中医心病标准化

历经两年多的努力，三轮专家的讨论审定，形成了高血压病、冠心病心绞痛、血脂异常三种疾病的中医诊疗方案，发表在《中华中医药杂志》2008年第七、八、九期，并在全国范围内广泛征询意见及建议，根据三种疾病诊疗方案设计问卷，对其证候和临床治疗进行验证。

（四）全国举办心病培训班，加强人才培养

在全国各地举办各种心病培训班22次，参加人数达数千人次，讲课内容深入浅出，处处结合临床实践，主张基层医师要自强不息，坚持辨证论治不丢弃，加强临证基本功训练，使参加人员受益匪浅，使中医心病的诊断和治疗得到了广泛宣传与推广。由于面向基层医师的讲课次数多，影响较大，实践经验切实可行，为建立农村社区医教平台创造了有利条件。

（五）医药产学研融合，推动全方位发展

全国心病专家以心病分会为学术交流平台，集思广益，强强联合，集中优势资源，申报了各个级别课题，在全国范围内进行相关课题的问卷调查等科研工作，推进中医心病的科研工作。积极与企业合作，从中医理论及理念上支持企业，为他们出谋划策，参与科研与验证方案的设计及产品的推广与应用。

三、开拓阶段（2010—2018 年）

2010 年 9 月 28 日，中华中医药学会心病分会在江苏无锡召开了第二届换届工作会议。与会代表一致通过了心病分会换届程序与表决办法，通过了心病分会主任委员、副主任委员、常务委员、委员名单，并由新当选的主任委员王阶教授提名秘书长、副秘书长及学术秘书并会议通过。2014 年在北京进行了第三届心病分会换届选举，王阶教授再次当选为主任委员，并选举了 11 名副主任委员，8 名名誉副主任委员，秘书长 1 名，副秘书长 3 名。于 2016 年经学会同意正式更名为"中华中医药学会心血管病分会"。

2010 ～ 2018 年，在中华中医药学会的领导下，在广大分会委员和全国心病领域医务工作者的共同努力下，围绕国内外中医药心血管病发展的大局，在学术交流、

继续教育、科学普及、论文撰写、科研实践等方面做了大量的工作，对开创学会的新局面，提高学会的凝聚力和影响力起到积极的推动作用。

（一）按期完成换届选举，完善组织架构

2014 年 12 月 5 日，中华中医药学会心病分会换届改选会在北京召开。会议本着公平、公正、公开的原则，按照学会改选章程顺利完成了第三届委员会换届选举。经民主选举，王阶继续当选为第三届心病分会主任委员，毛静远、朱明军、刘中勇、刘红旭、杨传华、陆曙、林谦、冼绍祥、胡元会、韩丽华、雷燕等 11 人当选副主任委员，王显、李庆海、李应东、张艳、陈金水、姜德友、韩学杰、薛一涛等 8 人当选名誉副主任委员，姚魁武任秘书长，李军、吴伟、徐惠梅任副秘书长。

第三届心病分会主任委员王阶教授提出本届委员会任期内相关三大工作思路和原则。一是认真贯彻落实党中央、国务院有关中医药事业发展的方针、政策，继续推动中医药继承与创新，注重疗效，为提高全民健康水平和全面建设小康社会服务。二是继续发扬心病分会在中医药心病学科及学术研究的引领作用，加强中医药心病学科的人才培养，促进临床、科研、教学均衡发展。三是坚持开展全国性、有影响力的学术研讨会，做好心病学科领域内的学术交流，在保持心病学会内部活力和学术积极性的同时，扩大本学会的影响力，推动学术成果的转化。

（二）定期开展学术交流，举办高质量学术年会

第二届心病分会为了开展好学术交流，摸索了多种方式和模式，曾与中国心脏病大会共同举办学术年会，第三届分会成立以来，在上一届分会的工作基础上，共举办了学术年会 4 次。2014 和 2016 年均在北京由中国中医科学院广安门医院承办，2015 年在山东省济南市由山东中医药大学附属医院承办，2017 年在云南省昆明市由云南省中医医院承办，参加会议人员达 2000 余人，收到论文投稿 500 余篇，出版论文集 4 本。2017 年，在既往会议规模基础上，年会首次开设了心血管病介入论坛、中医心脏康复论坛、中医心脏护理论坛，并首次使用网络直播模式，使大会的发言

可以走进每个人的手机微信，提升了大会的影响力。为学术交流提供了良好平台，极大地改善了以前参会人数少、会议地域受限，影响力不大的局面，有力地推动了全国心血管领域中医药防治工作的学术交流。

（三）做好继续教育，抓好科学普及

心病分会重视继续教育与科学普及的开展，每年响应学会的号召，积极组织、筹备、申报国家级、省级、院级继续教育项目。仅第三届分会工作期间举办各类继续教育培训班 10 余次，其中国家级继续教项目：中西医防治心病诊疗高级培训班、心血管病中西医诊疗培训班连续开展，并形成了学术品牌，与中华中医药学会心病分会的学术年会共同面向全国中医药工作者，受到广泛好评。科普讲座内容涉及高血压、冠心病、高脂血症、心力衰竭的中西医诊断、治疗、预后、调理。心病分会领导下的各单位也在各自地方开展继续教育和科学普及工作，为服务民生，提升学会影响起了积极的推动作用。

（四）助推科学研究，共享科研成果

第二届与第三届分会工作期间，心血管病分会始终坚持临床与科研并举的办会方针，鼓励学会内部开展学术交流，开展各类型的科研合作，及时共享最新的科研成果与研究方法。仅主任委员王阶教授带领的研究团队申请立项的各级科研项目就获得科研经费数千万元，获得了包括国家科技进步二等奖、中华中医药学会一等奖在内的多项奖励。其他委员也都有非常喜人的成绩。2017 年学术年会上，李军副秘书长代表学会发布了《冠心病稳定性心绞痛中医诊疗专家共识》，供临床参考。依托国家 973 计划等多项国家级课题，通过相关研究制定了冠心病的两个诊断量表，三个疗效评价量表，分别是《冠心病心绞痛证候要素诊断标准》《冠心病心绞痛主要证型的辨证诊断标准》，《冠心病心绞痛血瘀证疗效评价量表》《冠心病心绞痛中医疗效评价标准》《冠心病心绞痛患者报告的结局评价量表》。分会积极参与业内指南、标准的起草、发布，为推动行业内的规范化、标准化做出了积极的贡献。

（五）做好人才培养，强化学术队伍

分会非常重视人才队伍建设，积极创造机会助推委员、常委的成长进步。仅主任委员建设单位，就有多人享受国家政府特殊津贴，入选北京市科技新星，百千万人才工程及全国第四批优才项目。数年来，多位委员获得包括职称晋升、承担科研项目及担任更高一级的领导岗位等方面的进步，有力地推动了心血管领域的人才培养和学术队伍建设。

通过扎实工作和不断努力，心血管病分会明确了发展方向，始终以"坚持中西医并重，传承发展中医药事业"的重要部署为指引，始终推动中医药继承与创新，丰富和发展中医药理论与实践，促进中医药心血管病学科的人才培养与临床、科研均衡发展，始终做好心血管病学科领域内的学术交流，为扩大学会的影响力，将学术成果推广至不同学科和服务广大人民而不断努力。

四、传承与发展阶段（2019—2022 年）

2018 年 12 月 14 ～ 15 日，由中华中医药学会主办，中华中医药学会心血管病分会、中国中医科学院广安门医院承办的中华中医药学会心血管病分会 2018 年学术年会暨换届选举会议在北京召开，来自全国 29 个省、直辖市、自治区的 500 余名代表参加会议。选举产生了中华中医药学会心血管病分会第四届委员会，王阶院长当选名誉主任委员，天津中医药大学第一附属医院毛静远院长当选为主任委员，河南中医药大学第一附属医院朱明军院长当选为常务副主任委员，王振涛、牛天福、方祝元、邓悦、卢健棋、刘中勇、刘红旭、安冬青、李应东、林谦、冼绍祥、胡元会、姚魁武、戴小华当选为副主任委员，王显、李庆海、杨传华、张艳、陆曙、陈金水、姜德友、徐惠梅、韩丽华、韩学杰、雷燕、薛一涛当选为名誉副主任委员，姚魁武当选为秘书长，王永霞、王贤良、李军、吴伟当选为副秘书长。

根据《中华中医药学会分支机构管理办法》有关规定，中华中医药学会心血管病分会于 2018 年 12 月 14 日进行了换届选举，产生了分会第四届委员会，包括委员 329 人，其中常务委员 93 人，王阶教授当选名誉主任委员，毛静远教授当选主任委员，朱明军教授等 15 人当选副主任委员。

尽管受到疫情影响，心血管病分会第四届委员会在习近平新时代中国特色社会主义思想和党的十九大精神指引下，在中华中医药学会领导下，在各位副主任委员、常委及全体委员的共同努力下，围绕党建工作、学术交流、学科建设、人才培养、科学普及、标准化建设、乡村振兴及疫情防控等方面开展了大量工作，遵守学会分支机构财务管理办法，按时完成学会交办工作，先后荣获 2019、2020、2021 年度优秀分支机构称号，毛静远教授荣获"2022 年任期届满分支机构优秀主任委员"称号。

（一）促进学术交流，提升学术影响

分会每年组织召开中华中医药学会心血管病分会学术年会，联合承办北部湾医学论坛暨南方中医心血管病学术研讨会，累计收到论文 672 篇，线下及线上参会总人数达到 9.95 万人次，先后荣获 2019、2020、2021 年度学术年会优秀分支机构称号。与中医杂志社联合，连续三年出版了心血管病论文专辑（正刊），择优录用刊登论文 48 篇，提升了分会学术影响力。

2019 年学术年会在天津召开，会议以"不忘初心、传承发展、促进健康"为主题，邀请了院士、国医大师及行业内知名中、西医专家共 91 位，设置冠心病与心脏康复论坛、心力衰竭与心肌疾病论坛、高血压与心律失常论坛、动脉硬化与血脂异常论坛，以及名医经方传承论坛，为大家带来了一场精彩的学术盛宴，吸引了 800 余名同道共同参与。编撰了学术年会论文集，收录论文 107 篇。

2020 年受疫情影响，学术年会采取线上形式召开，以"传承、创新、协作、发展"为主题，邀请了院士及行业内知名中、西医专家共 89 位，设置主题论坛、冠心病与心脏康复论坛、动脉粥样硬化与血脂异常论坛、心力衰竭与心肌疾病论坛、高血压与心律失常论坛，以及青年论坛，吸引了来自全国 1.6 万余名医学同道的在线参与和关注。编撰了学术年会论文集，收录论文 132 篇。

2021 年疫情仍未消散，学术年会在广西南宁召开，会议采取线下、线上相结合的形式。会议以"传承、创新、协作、发展"为主题，邀请了院士及行业内知名中、西医专家共 106 位，设置冠心病与介入论坛、动脉粥样硬化与血脂异常论坛、心力衰竭论坛暨慢性心力衰竭中西医临床协作治疗学习班、心律失常与心脏康复论坛、高血压论坛与青年论坛等多个分会场，吸引了来自全国线下参会人员共计 800 余人，来自全国线上参会医学同道 5 万余名。编撰了学术年会论文集，收录论文 133 篇。

（二）组织科学研究，推动学科建设

充分发挥分会专家资源优势，为治疗心血管病中成药的临床定位、研究方向等提供技术咨询，合作开展心血管病中成药上市后临床评价研究，为临床应用提供循证医学证据。由分会参与临床定位及研究方案论证的灵宝护心丹治疗稳定性心绞痛、通心舒胶囊治疗冠心病心绞痛、强力定眩片治疗高血压的临床评价研究顺利开展。"救心丸治疗稳定性心绞痛的随机、双盲、安慰剂对照、多中心临床试验"由中华中医药学会批准立项，已完成方案论证优化及临床试验启动工作，研究纳入中国科协"重大科学问题——中医药临床疗效评价创新方法与技术"课题。

2021 年 6 月，组织分会专家对国家卫生健康委员会《急性冠脉综合征分级诊疗服务技术方案》提出"增加中医药内容"的修订意见并被采纳；2021 年 12 月，组织分会专家对《县域冠状动脉粥样硬化性心脏病、血脂异常、高血压分级诊疗服务技术方案》提出"增加中医药内容"的修订意见并被采纳。发挥主任委员、副主任委员所在单位国家级重点学科、重点专科及区域中医（专科）诊疗中心的示范作用，先后成立了华北、华南、华中等区域中医心血管专科联盟及协作网络，将进一步带动中医心血管病学科的整体发展。

（三）注重人才培养，强化学术队伍

积极创造机会助推青年委员、委员、常务委员的成长进步。根据《中华中医药学会分支机构管理办法》，鼓励分支机构发展青年委员，分会在 2019 年 11 月 15 日召开的常务委员会议上，选举产生了青年委员 155 人。推荐朱明军教授成功入选 2020 年中华中医药学会科学技术奖——优秀管理人才，推荐何庆勇教授成功入选 2019 年度中华中医药学会科学技术奖——中青年创新人才。推荐 24 人为中华中医药学会科技奖励专家库专家，推荐 10 人为中医药科技期刊评价工作专家库专家，推荐 5 人为中华中医药学会基层医疗帮扶专家。为进一步活跃分会学术气氛，充分调动青年人才的积极性，2020 年、2021 年学术年会设置了青年论坛，邀请优秀青年人才进行学术交流，共同研讨中医药防治心血管疾病的理论、技术、方法和策略，促进青年人才的成长。

（四）重视继续教育，加强科学普及

积极开展继续教育与科学普及，组织申报、实施国家级、省部级继续医学教育项目，注重实用性、普及性，为各级医疗单位医务人员提供更多的学习机会。为贯彻《中共中央国务院关于促进中医药传承创新发展的意见》文件精神，落实《关于促进中医药传承创新发展的意见》，根据中华中医药学会科学普及部的安排，分会积极开展心血管病中医药科普标准知识库建设工作，现已入库科普知识 103 篇；为进一步提高基层医疗单位心血管病中医药防治能力和水平，现已完成心血管病分会基层中医药慢病防治"云鹊医"在线培训视频录制 20 项，第一期 10 项培训课程已正式上线，培训受众人数达 31.9 万人次；各委员单位在"世界心脏日""世界高血压日""全国高血压日""全国心力衰竭日"等心血管病主题日举办科普宣教活动，开展义诊咨询服务，发放科普读物，展出宣传展牌，为百姓普及心血管病的中医药防治知识。

（五）注重成果转化，制定标准规范

积极推进科研成果转化，开展指南 / 共识制定工作，进一步推动行业内的规范化、标准化，提升心血管病的中医临床服务能力。在《中医杂志》《中国中西医结合杂志》发表《冠心病稳定型心绞痛中医诊疗指南》《中成药治疗冠心病临床应用指南》《中成药治疗心力衰竭临床应用指南》《中成药治疗室性早搏临床应用指南》4 部指南。中华中医药学会团体标准《慢性心力衰竭中医诊疗指南》《室性心律失常中医诊疗指南》《心房颤动中医诊疗指南》《血脂异常中医诊疗指南》《临界性高血压的中医诊疗指南》《稳定型心绞痛中医健康管理指南》《心肌梗死中医健康管理指南》《心力衰竭中医健康管理指南》8 项中医诊疗 / 健康管理指南，及《冠状动脉微循环障碍中医诊疗专家共识》《麝香通心滴丸治疗冠心病临床应用专家共识》《强力定眩片临床应用专家共识》《养心氏片治疗冠心病临床应用专家共识》《复方丹参滴丸临床应用专家共识》《芪参益气滴丸临床应用专家共识》《注射用益气复脉（冻干）临床应用专家共识》7 项专家共识等文件的制定工作稳步推进。

成功推荐王阶教授团队完成的《冠心病"痰瘀滞虚"理论创新及临床应用》项目获得 2019 年度中华中医药学会科技进步一等奖，毛静远教授团队完成的《冠心病"阳微阴弦"病机的现代内涵及辨治方案研究》项目获得 2021 年度中华中医药学会科技进步一等奖。

（六）发挥资源优势，助力乡村振兴

组织党员同志积极参与到精准扶贫工作中，通过现场授课、远程会诊、扶贫义诊等多种途径，在全国尤其是革命老区、少数民族地区、边疆地区开展基层医疗帮扶活动，提高基层医疗单位心血管病中医药防治能力和水平。

2019 年 7 月 15 日，作为党员，副主任委员李应东教授在甘肃省陇南市宕昌县八力镇进行扶贫义诊授课；2019 年 8 月 30 日～ 9 月 1 日，主任委员毛静远教授、副主任委员李应东教 授等在甘肃省兰州市、定西市、甘南藏族自治州合作市及碌曲县举办了学术讲座、义诊扶贫；2019 年 11 月 24 日，还赴广西隆安县举行扶贫义诊活动。

2020 年 7 月，常务委员陈联发教授、委员李彬教授随中医药健康扶贫国家中医医疗队赴甘肃开展巡回医疗。2020 年 10 月 28 日，主任委员毛静远教授、常务委员兼副秘书长王贤良副主任赴安徽省太和县中医院开展学术讲座、教学查房及扶贫义诊。

2020 年 12 月 25 日，副主任委员卢健棋教授组织专家赴广西巴马开展扶贫义诊活动。

2021 年 3 月，主任委员毛静远教授赴安徽省太和县中医院开展学术讲座、教学查房；3 月、5 月、7 月、9 月、10 月，副主任委员李应东教授组织专家到宕昌县中医院及帮扶点开展义诊、讲座、查房等系列医疗活动，先后为 8 名患者联系到省城医院就诊；11 月 30 日～12 月 2 日，副主任委员卢健棋教授组织专家赴南宁市隆安县进行学术讲座、教学查房、健康义诊、实操指导等，以实际行动为群众办实事，传承中医文化，为人民的健康保驾护航。

（七）发挥中医优势，投身疫情防控

新型冠状病毒感染疫情发生以来，心血管病分会坚决贯彻习近平总书记重要指示批示精神和党中央决策部署，全体委员以不同方式积极参与到疫情防控工作中。2020 年，常务委员邹旭教授、毛以林教授、胡志耕教授及部分委员、青年委员深入湖北武汉一线抗疫，充分发挥中医药特色优势，为打赢疫情防控阻击战付出了艰苦努力，其中 11 人获中华中医药学会通报表扬抗疫个人。主任委员毛静远教授作为天津市定点海河医院中医会诊专家组长，负责天津市确诊病例中医会诊工作，揭示了天津地区新型冠状病毒感染患者中医证候分布特点及用药规律，在《中医杂志》发表了《天津地区 88 例新型冠状病毒肺炎患者中医证候特征初探》，制定发表了《新型冠状病毒肺炎中医诊疗天津方案》，为疫情的中西医结合有效防控提供了方案指导和技术支持。2021 年全国两会期间，名誉主任委员王阶教授准备了"中西医结合做好群体防控"提案，认为我国在防控新型冠状病毒感染疫情的过程中，中医中药口服、中西医结合治疗是特色，并且经临床证实有效。2022 年 4 月上海保卫战集结号吹响，常务委员兼副秘书长王贤良主任医师，委员阮小芬主任医师、舒华副主任医师，青年委员林超、宫晓飞、陈彬涌、芦波等，义无反顾地奔赴上海战疫最前沿，在方舱医院、定点医院开展医疗救治工作，为打赢"大上海保卫战"贡献了心血管病分会力量。其余分会成员也在全国各地，通过各种方式和途径，积极为疫情防控工作贡献力量。

（八）财务管理及学会交办工作完成情况

分会在中华中医药学会领导下，严格执行学会财务管理的相关规定，自觉接受相关部门的监督检查，认真做好业务经费预算、决算的编制、申请、使用和管理等工作，包括会议前 2 个月编制和报批学术活动经费预算，会议期间严格执行财务预算，会议后 1 个月内结清并编报经费决算，并严格执行收入分配管理规定。荣获中华中医药学会 2020、2021 年度财务管理优秀分支机构称号。

2019 ～ 2022 年分会积极完成学会交办工作，如完成国家卫生健康委员会医政医管局《急性冠脉综合征分级诊疗服务技术方案》征求意见，完成国家卫生健康委员会医政医管局《县域冠状动脉粥样硬化性心脏病、血脂异常、高血压分级诊疗服务技术方案》征求意见；完成中华中医药学会分支机构学术活动现状调查问卷，完成中华中医药学会分支机构党的工作小组活动现状调查问卷；积极报送中华中医药学会心血管病分会援鄂委员信息及典型事迹，报送中华中医药学会心血管病分会中医药抗疫学术成果，推荐中华中医药学会心血管病分会抗疫集体和个人典型事迹；配合完成《中华中医药学会人名志》心血管病分会部分，完成心血管病分会常务委员及以上专家临床诊疗信息收集等。荣获中华中医药学会 2021 年度完成学会交办任务优秀分支机构称号。

（九）发挥党建引领，激发党员活力

分会在习近平新时代中国特色社会主义思想和党的十九大精神指引下，深入学习贯彻全国中医药大会精神，遵循中医药发展规律，传承精华，守正创新。面对新型冠状病毒感染疫情，分会成员积极投身疫情防控一线，践行了中医药在疾病预防、治疗、康复中的独特优势和作用，为打赢疫情防控攻坚战贡献心血管病分会力量。

2018 年 12 月 14 ～ 15 日，中华中医药学会心血管病分会 2018 年学术年会暨换届选举会议在北京市顺利举办，换届会议后召开了中华中医药学会心血管病分会功能型党支部成立会议，会议宣读天津中医药大学第一附属医院毛静远教授当选为党支部书记，河南中医药大学第一附属医院朱明军教授当选支部副书记，中国中医科学院广安门医院李军教授当选为纪检委员，王贤良当选为组织委员，王永霞当选为宣传委员。

为喜迎中国共产党建党 100 周年，2021 年 5 月 23 日，中华中医药学会心血管病分会党的工作小组（前身为心血管病分会功能型党支部）在浙江省嘉兴市开展了"喜迎建党 100 周年主题教育活动"。2021 年 10 月 17 日，在广西壮族自治区百色市开展了"重温百色风雷，筑牢红色信仰——建党 100 周年党史教育活动"。通过两次活动，全体党员对党的历史有了更深刻的认识，纷纷表示通过此次活动，增进了学党史、知党恩的自觉，坚定了强信念、跟党走的决心，达到了学史明理、学史增信、学史崇德、学史力行的效果，增强了为健康中国建设勇于创新、乐于奉献的动能！

1. 喜迎建党 100 周年主题教育活动

2021 年 5 月 23 日，中华中医药学会心血管病分会党的工作小组在浙江省嘉兴市开展了"喜迎建党 100 周年主题教育活动"（图 1-1）。此次活动是中华中医药学会心血管病分会党的工作小组为迎接建党 100 周年，推进党史学习教育，提高党员首创精神、奋斗精神和奉献精神的重要活动。参与本次活动的全体党员怀着无比崇敬的心情参观了嘉兴南湖革命纪念馆，深刻领悟了红船精神的深刻内涵，即开天辟地、敢为人先的首创精神，坚定理想、百折不挠的奋斗精神，立党为公、忠诚为民的奉献精神。

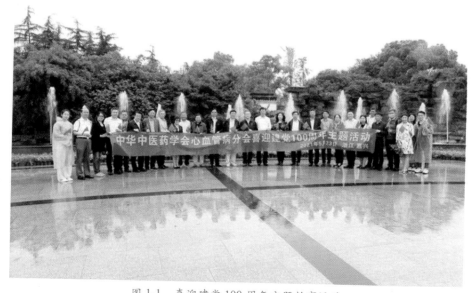

图 1-1　喜迎建党 100 周年主题教育活动

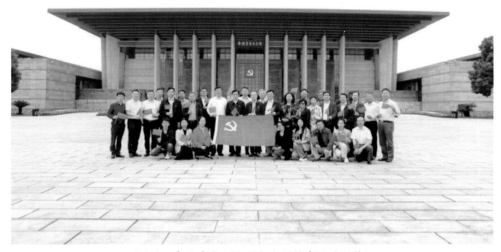

图 1-1　喜迎建党 100 周年主题教育活动（续）

2. 重温百色风雷，筑牢红色信仰——建党 100 周年党史教育活动

2021 年 10 月 17 日，中华中医药学会心血管病分会党的工作小组在广西壮族自治区百色市开展了"重温百色风雷，筑牢红色信仰——建党 100 周年党史教育活动"（图 1-2）。中华中医药学会心血管病分会主任委员毛静远带领分会的党员同志们共同参观了百色起义纪念馆，再次重温了那段荡气回肠、气壮山河的风雷历史。面对鲜艳的党旗，由毛静远主任委员领誓，全体党员同志们庄严地举起右手重温入党誓词。铿锵有力的誓言，进一步锤炼了党性，坚定了同志们的理想信念与政治信仰。

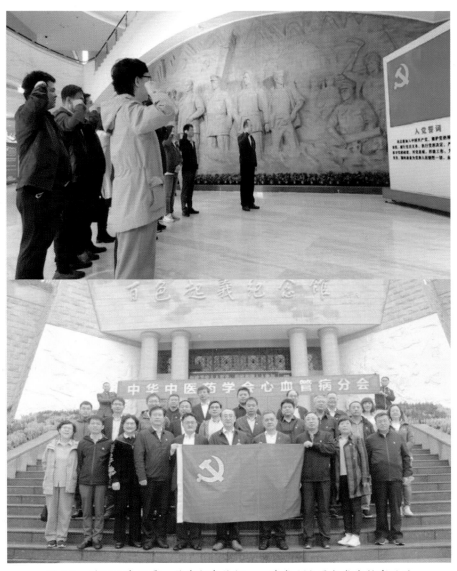

图 1-2　重温百色风雷，筑牢红色信仰——建党 100 周年党史教育活动

在第四届委员会任期间，心血管病分会全面贯彻落实习近平总书记关于中医药工作的重要论述，每年组织召开学术会议，促进学术交流；充分发挥分会专家资源优势，推动学科建设，助推青年人才成长；开展多种形式的科普、宣教活动；努力完善标准化建设；聚焦革命老区，助力乡村振兴；发挥中医药特色优势，投身疫情防控；坚守财务制度；认真完成学会交办工作，悉力履行主任委员职责（图1-3、图1-4）。

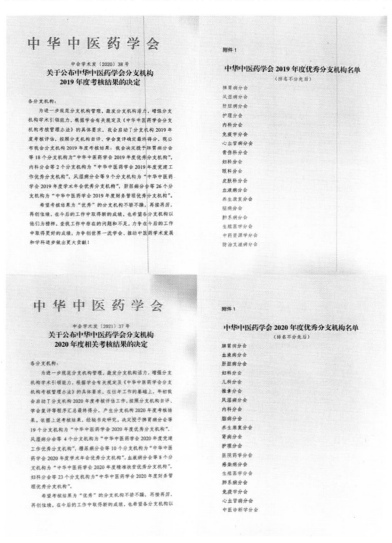

图 1-3　2019、2020 年中华中医药学会优秀分支机构名单

中华中医药学会

中会学术发〔2022〕19 号

关于公布中华中医药学会分支机构
2021 年度相关考核结果的决定

各分支机构：

为进一步规范分支机构管理，激发分支机构活力，增强分支机构学术引领能力，根据学会有关规定及《中华中医药学会分支机构考核管理办法》具体要求，年初我会启动了分支机构 2021 年度考核评估工作，按照分支机构自评、学会复评等程序汇总最终得分，产生分支机构 2021 年度考核结果，在综合上述考核结果，经秘书处研究，决定授予肝胆病分会等 18 个分支机构为"中华中医药学会 2021 年度优秀分支机构"，内科分会等 18 个分支机构为"中华中医药学会 2021 年度党建工作优秀分支机构"，肿瘤分会等 11 个分支机构为"中华中医药学会 2021 年度学术年会优秀分支机构"，肺系病分会等 9 个分支机构为"中华中医药学会 2021 年度科技助力乡村振兴优秀分支机构"，仲景学说研究分会等 26 个分支机构为"中华中医药学会 2021 年度财务管理优秀分支机构"，医院药学分会等 14 个分支机构为"中华中医药学会 2021 年度完成学会交办任务优秀分支机构"，糖尿病分会为"中华中医药学会 2021 年度发展会员优秀分支机构"。

附件 1

中华中医药学会 2021 年度优秀分支机构名单

（排名不分先后）

肝胆病分会
风湿病分会
肿瘤分会
内科分会
脾胃病分会
感染病分会
中药炮制分会
心血管病分会
妇科分会
仲景学说研究分会
防治艾滋病分会
血液病分会
儿科分会
眼科分会
外治法分会
改革与发展研究分会
慢病管理分会
膏方分会

中华中医药学会

中会学术发〔2022〕102 号

关于公布中华中医药学会 2022 年任期届满
分支机构主任委员考核结果的决定

各分支机构：

为充分发挥分支机构的学术引领作用，激发分支机构主任委员的活力，根据《中华中医药学会分支机构管理办法（试行）》的相关规定，我会于 2022 年 6 月 17 日—30 日组织了 2022 年任期届满分支机构主任委员述职考核，经专家评议、秘书长办公会研究，现将述职考核结果公示如下：我会决定授予毛静远等 5 名 2022 年任期届满分支机构主任委员"2022 年任期届满分支机构优秀主任委员"称号。

希望获得荣誉的分支机构主任委员不骄不躁，再接再厉，再创佳绩，也希望各分支机构主任委员以他们为榜样，委托工作中存在的问题和不足，力争在今后的工作中取得更大的成绩，为推动中医药学术发展和科学进步做出更大贡献！

附件：中华中医药学会 2022 年任期届满分支机构优秀主任委员名单

附件

中华中医药学会 2022 年任期届满分支机构
优秀主任委员名单

（按姓氏笔画排序）

毛静远	心血管病分会
李灿东	中医诊断学分会
杨叔禹	糖尿病分会
陈信义	血液病分会
黄新	内科分会

图 1-4　2021、2022 年中华中医药学会优秀分支机构名单

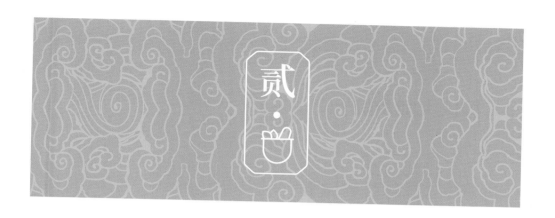

| 第二章 |

名医大家

中医学博大精深，研习岐黄者自古不乏其人，中华中医药学会心血管病分会历史悠久、名医辈出，诸多名医大家在中医药临床、科研、教学、管理等各项工作方面建树非凡，他们或在学会的不同发展阶段为学会建设做出不可磨灭的贡献，或在中医学心血管领域造诣颇深，成为中医学的领路人。本篇力求全面、客观地介绍诸位名医大家的主要学术成就与贡献，以启后学。

一、国医大师及院士

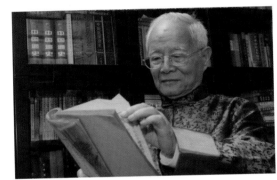

图 2-1　邓铁涛

（一）
国医大师（第一届）
邓铁涛

　　邓铁涛（1916—2019）（图 2-1），中共党员，首届国医大师，著名中医学家、中医教育家，曾任中华中医药学会常务理事。他继承与创新中医理论学说，为我国中医药事业发展、为国家制定中医发展战略建言献策，做出卓越贡献，被誉为"中医泰斗"。他生前为国家"973"计划首席科学家、国家级非物质文化遗产项目——中医诊法代表性传承人。2003 年"非典"期间，他被任命为全国防治"非典"中医专家顾问组组长，指导治疗的医院取得了"零死亡、零转院、零后遗症、零感染"的良好疗效。邓铁涛一生对党赤胆忠心，矢志中医，坚信"二十一世纪是中医腾飞的世纪"。他自勉"培养铁杆中医以振兴中医"，为中医教育事业鞠躬尽瘁、死而后已，并在学校设立邓铁涛奖学金激励后学。在获得首届"北京中医药大学岐黄奖"后，他将奖金 100 万元全部捐出用于中医研究。他生前自书挽联"生为中医的人，死为中医的魂"，并手书遗嘱"我能留给儿孙最大的遗产为仁心仁术，全心全意为人民服务"。他在弥留之际，仍不忘嘱咐家人代交最后一笔党费。邓铁涛于 2019 年 9 月被人力资源社会保障部、国家卫生健康委员会、国家中医药管理局追授"全国中医药杰出贡献奖"；2019 年 10 月被中共中央、国务院、中央军委追授"庆祝中华人民共和国成立 70 周年"纪念章；在建党百年之际，被中共中央追授"全国优秀共产党员"。

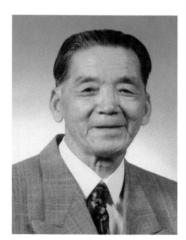

图 2-2　路志正

（二）

国医大师（第一届）

路志正

路志正（1920—2023）（图 2-2），汉族，河北藁城人。首届国医大师，国家级非物质文化遗产传统医药项目代表性传承人。曾任中国中医科学院广安门医院主任医师、研究员、教授，博士生、博士后导师，中国中医科学院学部委员，全国老中医药专家学术经验继承工作指导老师。

幼承家学，师从伯父路益修等先生，1939 年毕业于河北中医学校。从事临床、教学、科研 80 余载，在中医心病、风湿病等领域取得卓越成就，享受国务院政府特殊津贴。自 1979 年，路志正作为创始人之一，参与创建中华全国中医学会内科学会，1992 年在心病学组基础上创建心病专业委员会，路志正时任副主任委员，1992 ～ 1998 年组织召开四届国内国际中医心病学术会议，共同主编《实用中医心病学》，奠定了当代中医心病学基础。路志正发展脾胃论和湿病理论，提出"持中央，运四旁，怡情志，调升降，顾润燥，纳化常"的学术思想。擅长从脾胃论及整体观辨治心系疾病等复杂疑难病，把《内经》"实在阳明、虚在太阴"理论与"湿、浊、痰、食、瘀、毒、虚"融合，指导胸痹心痛、血浊、痛风、消渴等防治，赋予调理脾胃法以创新性意义。

承担"路志正调理脾胃法治疗胸痹经验继承整理研究""化浊祛湿通心方配伍规律及作用机理研究"等国家级课题，主编《路志正医林集腋》《中医湿病证治学》《路志正中医心病学》《路志正医学丛书》等学术著作，获中华中医药学会学术著作奖一等奖、国家中医药管理局中医药基础研究二等奖，全国中医药杰出贡献奖等。

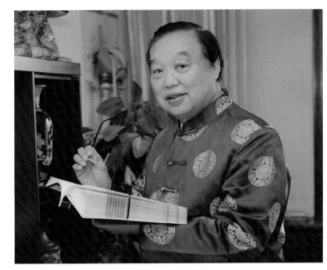

图 2-3　张学文

（三）
国医大师（第一届）
张学文

张学文（图 2-3），陕西汉中人，中共党员。主任医师，教授。全国著名中医内科学家，中医急症和心脑血管专家，首批国医大师，陕西省名老中医，第五、六批全国老中医药专家学术经验继承工作指导老师。

出身中医世家，自 15 岁随父习医诊病，1956 年考入汉中中医进修班学习，1958年考入陕西省中医进修学校中医师资班学习，结业后留校任教，1959 年在南京参加全国首届温病师资班学习，其后历任陕西中医学院（现陕西中医药大学）附属医院内科主任，陕西中医学院医疗系主任，陕西中医学院副院长、院长等职。曾任国家中医药管理局中医急症脑病协作组组长。1990 年被国家两部一局确定为首批全国五百名老中医药专家学术经验继承工作指导老师之一，1991 年被评为陕西省有突出贡献专家，享受国务院政府特殊津贴，2008 年被评为首届陕西省名老中医；2009 年被国家二部一局评为首届国医大师。现任陕西中医药大学名誉院长，兼任中国中医科学院学部委员。

从事中医临床、教学和科研工作 70 余年，擅长中医诊治心脑血管病、中医急症和内科疑难杂症等。对"毒瘀交夹""水瘀交夹""痰瘀交夹""气瘀交夹""颅脑水瘀"等病机理论的认识和治疗颇多创新，自成体系。先后发表论文 100 余篇，出版学术专著 10 余部，获各级科技成果奖 20 余项，培养硕、博研究生和学术继承人100 余人。

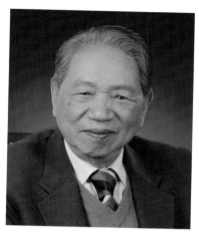

图 2-4　陈可冀

（四）
国医大师（第二届）、中国科学院院士
陈可冀

　　陈可冀（图2-4），中国科学院资深院士，国医大师，中国中医科学院荣誉首席研究员及终身研究员，中国中医科学院学部委员，香港浸会大学及澳门科技大学荣誉博士，香港大学及香港中文大学名誉教授。长期从事中西医结合心血管病与老年医学临床研究。现任国家卫生健康委科技创新战略顾问，国家中医药管理局中医药改革发展专家咨询委员会顾问，中央保健委员会专家顾问组成员。中国科协荣誉委员，中国医师协会常务理事，中国药典委员会顾问，中国中西医结合学会名誉会长，中国老年学学会名誉会长，中国医师协会中西医结合医师分会会长，世界中医药学会联合会高级专家顾问委员会主席。国家中医心血管病临床医学研究中心主任，国家心血管病中心专家委员会资深专家、国家神经科学临床中心专家委员会委员，国家老年疾病临床医学研究中心专家委员会委员。香港大学、香港中文大学、香港浸会大学、澳门科技大学等单位名誉教授，美国洛杉矶加州大学客座教授。北京大学医学部兼职教授，首都医科大学中西医结合学系学术委员会主任，Chinese Medical Journal（《中华医学杂志英文版》）、《中华心血管病杂志》及《中华老年医学杂志》顾问；《中国中西医结合杂志》及 Chinese Journal of Integrative Medicine 杂志主编，eCAM（Evidence-Based Complementary and Alternative Medicine）杂志心血管专栏特邀主编（2010—），曾任中国科学院生物学部副主任（1998—2001），中国科学院学部主席团成员（2004—2008），世界卫生组织传统医学顾问（1979—2009）。

　　曾获首届立夫中医药学术奖（1994），国家科技进步奖一等奖（"血瘀证与活血化瘀研究" 2003)、二等奖（"证效动力学研究"，2001；"心血管血栓性疾病瘀毒病因的创新研究"，2014）；求是科技奖（2001）；何梁何利科技进步奖（2002）；世界中医药学会联合会首届中医药国际贡献奖（2007）；中国非物质文化遗产传统医药项目代表性传承人（2007）；吴阶平医学奖（2009）；中国脑卒中防治工作卓越成就奖 (2014)；全国杰出专业技术人才（2014）；中华中医药学会终身成就奖（2014）；中国中西医结合终身成就奖（2017）；中华中医药杰出贡献奖（2018 年，澳门）；全国中医药杰出贡献奖（2019 年）；主编的《清宫医案研究》《清宫医案集成》分别获古籍整理金奖（1991）和中国出版政府奖（2011）等奖项；"敬佑生命、荣耀医者"生命之尊奖 (2018)；"最美医生"称号 (2019)；全国中医药杰出贡献奖（2019）。

（五）
国医大师（第二届）
刘志明

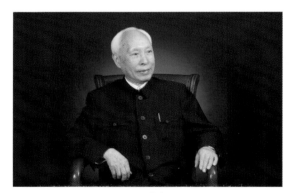

图 2-5　刘志明

　　刘志明（图 2-5），1925 年生于湖南湘潭，国医大师，中央保健专家，首批、第六批、第七批全国老中医药专家学术经验继承工作指导老师，首届首都国医名师，首批博士研究生导师、博士后指导老师、传承博士后导师，首批享受国务院政府特殊津贴专家，资深研究员。幼承七代刘氏中医家传，从医八十余载，曾任中国中医科学院及广安门医院学术委员会副主任委员、学位委员会委员；中华中医药学会副会长；第六、七、八届中国人民政治协商会议全国委员会委员；现任中华中医药学会顾问，中国中医科学院首届学部委员。

　　学宗岐黄，深究古籍，以先贤学术精华为指导，在临床实践独立思考，不断深入探求心血管病的发病机制，从"心肾相交"理论出发，提出"心病表现于心，根源于肾"的学术观点，主张从"肾虚血瘀"和"阳郁血瘀"的病机角度分析心血管疾病的发展和预后。在治疗上提出了"心肾同治"的学术思想及"温肾 - 通阳 - 活血"和"滋肾 - 活血 - 化瘀"的系统治疗观，并创制"滋肾活血方"和"通阳活血方"治疗冠心病、病态窦房结综合征等心血管疾病，疗效突出。刘志明从青衿之岁到白首之年，为中医药事业的发展做出了突出贡献。

（六）
国医大师（第二届）
阮士怡

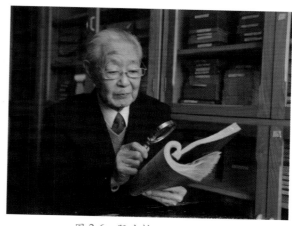

图 2-6　阮士怡

　　阮士怡（1917—2020）（图 2-6），第二届国医大师。从事中医、中西医结合事业近 70 年，推动了天津中医、中西医结合学科的分化与发展，创建了天津中西医结合心血管学科、老年病学科。阮老一生崇尚医乃仁术之信念，将毕生精力和心血无私奉献给了他钟爱的中医药事业，始终坚持在临床第一线，经他诊治的患者数不胜数，疗效显著。

　　阮老潜心临床之时不忘科学研究，坚守"心脾肾三脏一体"的整体辨治观，创造性地提出了"益肾健脾、软坚散结"法保护血管防治动脉粥样硬化的思路和策略，研制了活血保心丸（六五一丸）、补肾抗衰片、降脂软脉片等 10 余种系列中药制剂，研究开发了著名中成药——通脉养心丸，曾多次荣获省部级科技进步奖，因工作突出被天津市人民政府授予"天津市优秀科技工作者"称号。此外，他注重学术传承及人才培养，学生遍布海内外，其中更是不乏中医之大家，先后两次获得天津市卫生系统"伯乐奖"。

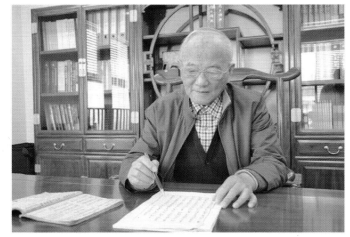

（七）
国医大师（第二届）
徐经世

图 2-7　徐经世

徐经世（图 2-7），1933 年生，安徽巢湖人，安徽中医药大学第一附属医院主任医师、教授。第二届"国医大师"，首届"安徽省国医名师"，全国老中医药专家学术经验继承工作指导老师，全国优秀中医临床人才研修项目指导老师，首批全国中医药传承博士后合作导师，首批中国中医科学院学部委员，首届中国好医生，享受国务院政府特殊津贴。曾获中华中医药学会和中国民族医药学会"终身成就奖"，"中医药传承特别贡献奖"，被国家中医药管理局授予"全国老中医药专家学术经验继承工作优秀指导老师"。获安徽省"双十佳"医护工作者称号，获安徽省五一劳动奖章。主持和指导国家级及省部级科研项目 5 项，获得安徽省科技进步三等奖 2 项，科技成果 2 项。发表论文 89 篇，出版临床专著 6 部。

从事内科临床 60 余年，在心血管疾病、肝胆病、脾胃病、风湿病、糖尿病、妇儿科病、恶性肿瘤等多种疾病的诊治上富有成效；提出了"杂病因郁，治以安中""肝胆郁热，脾胃虚寒"病机理论和"尪痹非风"等学术观点；研制出"扶正安中汤""消化复宁汤""迪喘舒丸"等多个特效专方。

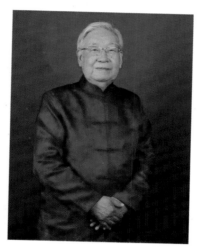

图 2-8 雷忠义

（八）
国医大师（第三届）
雷忠义

　　雷忠义（1934—）（图2-8），陕西合阳人。陕西省中医医院心病科主任医师，第三届国医大师，全国首届中医药杰出贡献奖获得者，我国中西医结合心血管领域著名专家，中国中医科学院首届学部委员、博士研究生导师，全国及陕西省名老中医药专家学术经验继承工作指导老师，长安医学雷氏心病痰瘀流派创始人。曾任中国中西医结合学会心血管专业委员会委员，现任陕西省中医药学会、中西医结合学会心血管分会名誉会长、长安医学副主任委员等职。

　　雷忠义是国内最早提出胸痹心痛痰瘀互结理论者之一。他早年提出胸痹心痛痰瘀互结理论，采用痰瘀并治法，研制成功新药丹蒌片，2003年获陕西省科技成果二等奖。现该药已进入《中国药典》，并被众多指南、专家共识推荐。目前胸痹心痛痰瘀互结理论和丹蒌片已成为冠心病防治体系中的关键病机和核心用药。

　　近20年来，雷忠义先后提出胸痹心痛痰瘀毒互结理论治疗急性心血管事件，成功研制院内制剂丹曲胶囊；提出心悸病痰瘀毒风互结理论治疗心律失常；提出心病痰瘀毒风互结理论，使痰瘀互结理论得到了进一步的发展。他对中医药痰瘀互结理论的发展做出了特别贡献，得到了全国学术界的普遍认可。

　　雷忠义一生从事中医药临床及科研工作，锲而不舍、严谨认真、耕勤不辍。他无私奉献，甘为人梯，亲自传承学生64人，现流派已传承四代，弟子已达165人，其中很多人已成为学科带头人和科室的骨干。他医德高尚，医术精湛，解除了无数患者的病痛，挽救了众多患者的生命，得到了广大患者的爱戴和社会好评。

（九）
国医大师（第三届）
沈宝藩

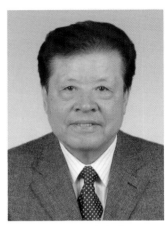

图 2-9 沈宝藩

　　沈宝藩（图 2-9），1935 年生。1960 年毕业于上海第一医学院，同年参加卫生部全国西医离职学习班学习中医，毕业后分配到新疆中医院工作至今，现为该院首席专家、教授、主任医师，自 1992 年起享受国务院政府特殊津贴。兼任世界中西医结合学会常务理事，国家卫生健康委员会脑卒中防治工程中西结合专业委员会顾问，国家中医药管理局脑病证治研究室学术委员，古代经典名方中药复方制剂评审委员，世界中医药学会联合会古代经典名方研究分会，世界中医药学会联合会中西医结合急症分会顾问，全国冠心病研究联盟专家组成员，中国中医科学院学部委员，第三届国医大师，并获得"全国中医药杰出贡献奖"称号。

　　沈宝藩国医大师半个世纪以来从事中西医结合临床、教学和科研工作，擅长运用中、西医两法诊治内科多种常见疾病及疑难杂症，率先在全国提出"老年心脑血管疾病应将痰瘀同治法贯穿治程始终"的学术观点。20 世纪 90 年代初创制心痛宁方治疗冠心病心绞痛收载于《全国名医名方》后《中国中医药报》转载于全国名医名方专栏；采用维吾尔药材配制的"西红花康复液"获得国药准字；创制养心通络汤防治冠心病支架术后再狭窄同时能够改善心功能；研制平肝脉通片、化痰脉通片、补气脉通片、定痫汤、益智治呆方等医院制剂临床疗效显著，并由此所做的基础及临床研究结果获多项省级科技成果奖。沈宝藩将其学术思想、治学态度、临床验证的成果做了全面整理和总结，已出版经验集专著四部，先后由首任国家中医药管理局胡熙明局长、王永炎院士、李大鹏院士、陈可冀院士、王琦院士及张学文国医大师作序颂贺。

　　沈宝藩坚持薪火相传，多年来在广东省中医院、上海中医药大学龙华医院及江苏省、浙江省、山东省、海南省及江西省等多家省市医院建立其大师传承工作室，培养的继承人大多为心脑血管病危重急症医学的学科带头人，多位继承人目前已当选岐黄学者、全国名老中医学术继承导师及全国优秀女中医师等。

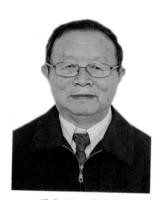

图 2-10　韩明向

（十）

国医大师（第四届）

韩明向

　　韩明向（1940—）（图 2-10），安徽中医药大学第一附属医院名誉院长，主任医师，教授。第四届国医大师，首届全国名中医及安徽省国医名师，中国好医生，北京中医药大学博士研究生导师，北京中医药大学王琦书院特聘教授，香港大学荣誉教授及专业进修学院专科顾问。担任第二、四、五、六、七批全国老中医药专家学术经验继承工作指导老师，国家级重点学科带头人，安徽中医重点学科带头人，安徽省江淮名中医指导老师。享受国务院政府特殊津贴。曾任中华中医药学会内科延缓衰老专业委员会首任主任委员，中华中医药学会心病专业委员会委员，中华中医药学会第三、四届理事，第二届中医药学名词审定委员会委员，世界中医药学会联合会第一届老年医学专业委员会常务理事，中国老年学会衰老与抗衰老科学技术委员会资深理事。主持、参与国家自然科学基金等省部级以上课题 18 项，获得省部级以上奖励 13 项，发表论文 250 余篇，主编专著 10 部。培养博士、硕士、国家级学术传承人等各类弟子 72 人，其中有国家级和省级重点学（专）科带头人、岐黄学者、青年岐黄学者、省级中医药领军人才等各类中医药领军人物。在心病诊治方面，创制心功能不全三治法，成为行业遵从。

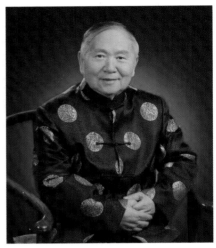

图 2-11　翁维良

（十一）

国医大师（第四届）

翁维良

　　翁维良（图 2-11），国医大师，全国名中医，首都国医名师，主任医师、教授，中共党员，中国中医科学院临床药理研究所名誉所长，原中国中医科学院西苑医院副院长，中国中医科学院荣誉首席研究员，享受国务院政府特殊津贴，全国老中医药专家学术经验继承工作指导老师，卫生部直属机关优秀共产党员。曾任国家药典委员会委员、特别顾问，国家食品药品监督管理总局新药审评专家，中央保健委员会会诊专家，推动创建中医院首家临床药理研究所。获国家科学技术进步一等奖 1 项、二等奖 3 项，教育部科学技术进步一等奖 1 项，北京市科学技术一等奖 1 项，中华中医药学会科学技术一等奖 2 项。荣获中共中央、国务院、中央军委颁发的庆祝中华人民共和国成立 70 周年纪念章。

　　翁维良创新性地提出了"治心必通瘀"的学术思想，丰富了血瘀证、活血化瘀的理论内涵，促进了中医气血理论的发展。根据疾病时代变化特点，提出了"百病多瘀""老年多瘀""久病多瘀""怪病多瘀""心病多瘀"的血瘀病因病机理论，在因时因地因人制宜基础上总结出"活血化瘀十二法"，并指导对各类心血管疑难重症的治疗，形成临床诊疗规范，提高了中医药治疗心血管疾病诊疗水平与临床疗效，对中西医结合防治心血管疾病的学术创新产生深远影响。

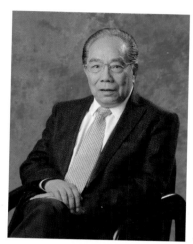

图 2-12　严世芸

（十二）
国医大师（第四届）
严世芸

　　严世芸（图2-12），上海中医药大学终身教授，博士研究生导师，第四届国医大师。曾任上海中医药大学校长、上海市中医药研究院院长。历任全国高等医学教育学会常务理事，全国高等中医教育学会顾问，中华中医药学会副会长，上海中医药学会会长等职。获首届全国名中医、第六届高等学校教学名师、首届全国中医药高等学校教学名师、上海市文史馆馆员，担任《辞海》副主编，为第二至第七批全国老中医药专家学术经验继承工作指导老师，享受国务院政府特殊津贴。并获中华医学会教育分会终身成就奖，张安德中医药杰出贡献奖等荣誉。

　　曾获教育部科技进步二等奖、国家优秀教育成果二等奖，国家中医药管理局科技进步三等奖、中华中医药学会科技进步三等奖，国家图书奖提名奖，中华中医药学会学术著作奖一等奖等奖项。

　　主编专著和教材29部，发表论文100余篇，承担各类各级课题30多项。严世芸长期从事中医各家学说、中医学术发展史、中医历代医家学术思想及学术经验、藏象辨证论治体系、中医高等教育、中医学方法论和人才培养规律，中医药标准化及中医心血管疾病临床和基础研究工作。

　　严世芸临床上擅于吸收各家之长，兼收并蓄，贯通诸法。他在家传和师承的基础上，有所发展和创新。曾研发"张伯臾教授治疗冠心病的智能程序"创"强心饮"防治慢性心功能不全，在诊治心肌扩张病等心脑血管和其他疑难杂症方面疗效显著。

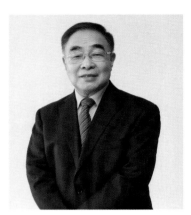

图 2-13　张伯礼

（十三）
国医大师（第四届）、中国工程院院士
张伯礼

张伯礼（图 2-13），中医内科专家，中国工程院院士，国医大师，中国工程院医药卫生学部主任，中国医学科学院学部委员，天津中医药大学名誉校长，中国中医科学院名誉院长。国家重大新药创制科技专项技术副总师，国务院医改咨询专家委员会成员，第十一届药典委员会副主任委员。中华中医药学会副会长，中华医学会副会长，中国中西医结合学会名誉会长。第十一至十三届全国人大代表。

长期从事心脑血管疾病防治和中医药现代化研究工作。20 世纪 80 年代，开展中医舌诊客观化研究，开拓了舌象色度学和舌底诊研究方向，获国家科学技术进步三等奖。90 年代，开展血管性痴呆（VD）系统研究，制定了 VD 证类分型标准和按平台、波动及下滑三期证治方案；明确了中风病证候和先兆症动态演变规律，建立了综合治疗方案；创立了脑脊液药理学方法，揭示中药对神经细胞保护作用机制；2002年获国家科技进步二等奖。自 1999 年开展方剂关键科学问题研究，并连续三次得到"973"计划支持，创建了以组分配伍研制现代中药的途径和关键技术，2004 年获国家科技进步二等奖。21 世纪初，完成了首个中医药对冠心病二级预防大规模循证研究，建立了中医药循证评价系列方法，获 2011 年国家科技进步二等奖。开拓中成药二次开发研究领域，促进中药科技内涵和质量提升，推动了中药产业技术升级，培育了中药大品种群，获 2014 年国家科技进步一等奖。2005 年获全国先进工作者称号；2006 年获何梁何利基金科学与技术进步奖；2011 年获中医药国际贡献奖、全国优秀共产党员称号。

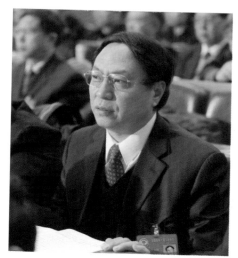

图 2-14　吴以岭

（十四）
中国工程院院士
吴以岭

　　吴以岭（1949 年—）（图 2-14）。农工民主党党员，南京中医学院（现南京中医药大学）首届研究生，主任中医师、教授、博士研究生导师，中国工程院院士，全国名中医。为中医络病学学科创立者和学科带头人，第三、第六、第七批全国老中医药专家学术经验继承工作指导老师，河北省首届十二大名中医、享受国务院政府特殊津贴。现任络病研究与创新中药国家重点实验室主任、中国医学科学院学部委员、中国中医科学院学部委员、国家心血管病中心专家委员会副主任委员、国家中医药管理局络病重点研究室主任、中华中医药学会名誉副会长、中国中西医结合学会名誉会长、中国医师协会副会长、世界中医药学会联合会副主席。吴以岭院士首次系统构建络病理论体系，开辟疾病治疗新途径。获国家科技进步一等奖 1 项，国家科技发明二等奖 1 项、国家科技进步二等奖 4 项。主编《络病学》《脉络论》《气络论》等专著，创立"理论 - 临床 - 新药"一体化发展模式。2019 年被授予"全国中医药杰出贡献奖"。

二、全国名中医

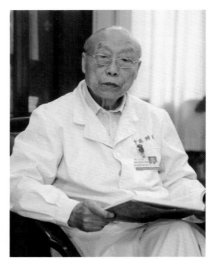

（一）

全国名中医（第一届）

丁书文

图 2-15　丁书文

　　丁书文（图 2-15），首届中医硕士研究生，山东中医药大学附属医院主任医师、教授、博士研究生导师。山东省名老中医药专家，首届全国名中医，中国中医科学院博士后师承合作导师，第三、四、六、七批全国老中医药专家学术经验继承工作指导导师，享受国务院政府特殊津贴。历任全国新药审评专家、国家自然科学基金委员会生命科学部评审专家。

　　首先提出并建立心系疾病热毒学说，成立心系疾病热毒论研究所，出版《心系疾病热毒论》专著，构建了心系疾病热毒理论和临床诊治框架。将热毒理论用于冠心病诊治，提出益气活血解毒是冠心病的基本治法，将冠心病临床研究发展到新阶段。将抗疟中药青蒿、常山引入心律失常的临床治疗，与经典名方黄连温胆汤结合研制新药"心速宁胶囊"，成为治疗室性期前收缩痰热实证唯一安全有效的创新药物。

　　与房颤抗争 10 多年，收治千余例房颤患者。提出"以人为本，房颤为标，固本治颤"的理念。发掘经典名方当归六黄汤、保元汤等，通过调治整体转复房颤获得了较好临床疗效。

（二）
全国名中医（第一届）
黄永生

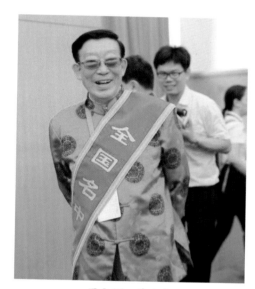

图 2-16　黄永生

　　黄永生（图2-16），首届全国名中医，长春中医药大学终身教授、博士研究生导师，国务院政府特殊津贴获得者。创"先天伏寒"理论研制"伏寒颗粒"获国家新药批号；提出"瘀能化水"理论形成院内制剂"散结通脉颗粒"；研制"杞地养阴止痛颗粒"提高冠心病疗效；研制"芪冬颐心口服液"治疗病毒性心肌炎填补国内空白；"以通为主，兼调整肝肾以治心"首创急性心肌梗死中医药抢救常规新方案，指导"复律保心平口服液"新药研制；研制"止血散""止呃通幽汤""益胃通阻散""紫癜胶囊""降浊散"等抢救急性出血、重症梗阻、血小板减少、尿毒症等急危重症；创"割治法"治疗顽固性偏头痛；主持"肺宁冲剂""肝炎春冲剂""抑亢丸""保苓丹""蜂胶总黄酮"等研究。

　　承担国家"973"课题、"十二五"科技重大专项课题等。获卫生部（1986）重大科技成果乙级奖 1 项，国家专利 2 项，国家教委教材一等奖 1 项，省教学成果二等奖 1 项，省科技进步二等奖 3 项，三等奖 2 项，省自然科学学术成果一等奖 1 项，主编多部国家级教材及著作，发表论文百余篇。培养硕、博士研究生等经验继承人百余名。

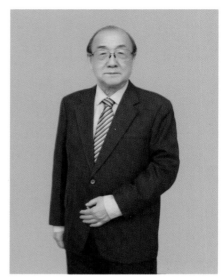

（三）

全国名中医（第一届）

毛德西

图 2-17　毛德西

　　毛德西（1940—）（图 2-17），河南巩义人。河南省中医院主任医师、教授、研究生导师、中医传承博士研究生导师。首届全国名中医，第三、六批全国老中医药专家学术经验继承工作指导老师，中华中医药学会首届百名中医科普专家，全国名老中医药专家传承工作室专家。获中华中医药学会科学普及金话筒奖，河南省中医事业终身成就奖，河南省中医药杰出贡献奖，河南省"出彩人"第二届最美医生荣誉称号。

　　从事中医临床工作60余年，通晓经典，领悟各家，乐于思考，精于临床，并将哲理、文理融于医理之中，故其诊疗效果非同一般。对心脑血管病、呼吸与消化系疾病独有研究，提出"辨证论治八要""中医临证四部曲""遣方用药思序"及诊治心病"两纲九法"等。总结出经验方50首，对药50余对，"三味方"120首，应用于临床并积极推广，获得良好评价。他所创拟的五参顺脉胶囊、通脉开窍丸及安胃合剂等经验方药，为河南省中医院保留应用药品。发表学术论文近300余篇，出版学术著作30余部。

（四）

全国名中医（第一届）

王行宽

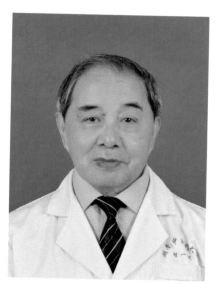

图 2-18　王行宽

　　王行宽（图 2-18），中共党员，首届全国名中医、主任医师、教授、博士研究生导师，享受国务院政府特殊津贴，湖南中医药大学内科学术带头人。从事医、教、研工作 60 余年，担任第二、三、四、五、六、七批全国老中医药专家学术经验继承工作指导老师，全国名老中医传承工作室建设专家。担任中华中医药学会急诊分会委员等。曾获"中医药传承特别贡献奖"。发表学术论文 70 余篇，参编教材及著作9 部（主编 2 部、副主编 2 部）。主持省厅级科研课题 7 项。获湖南省科技进步奖共5 项。先后指导全国优秀中医临床人才 8 名，湖南省中医药管理局跨世纪人才班学员7 名。对脾胃病、心系病有独特的学术特点，总结学术思想为"杂病治肝，多脏调燮，微观辨证，疏通督脉"。学术特点为"师古方而不拘泥，学时方善作权变，总结经验，创制验方"，倡导仲景微观辨病辨证以阐述发病机制和"辨病脉证治"的诊疗特色。王教授长期坚持在门诊一线，年门诊量近 9000 人次。

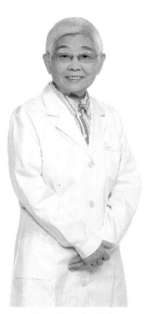

（五）

全国名中医（第二届）

郭维琴

图 2-19　郭维琴

郭维琴（图 2-19），北京中医药大学东直门医院中医内科心血管病学科首席教授、主任医师、博士研究生导师、临床博士后指导老师，全国名中医，首都国医名师、国家级名中医。从事中医临床、教学、科研近六十载，硕果累累。

郭维琴出身中医世家，传承郭士魁先生"活血化瘀""芳香温通"治疗冠心病治疗大法，逐渐形成了自己的独特学术观点，强调正气在心血管疾病中的重要作用，提出核心病机"气虚血瘀"，对学术界产生了深刻的影响。提出"益气活血法"，在该理论指导下，结合现代科学技术，开展心血管病证候本质及药理机制的研究，研制了益气泻肺汤、降脂通脉方、复窦合剂、益气通脉汤、防窄化瘀汤等多个有效方剂，成为东直门医院及各传承分站心内科协定处方，疗效显著。此外，创编养心益智操，极大推动了中医心脏康复的发展。郭维琴是新时代中医大家，建立独特的诊治心系疾病学术体系，同时注重经验传承、人才培养和科学研究，为中医事业蓬勃发展做出了重要贡献。

（六）

全国名中医（第二届）

李应东

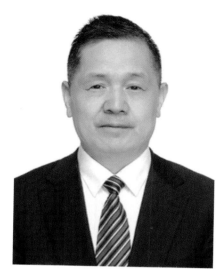

图 2-20　李应东

　　李应东（图 2-20），医学博士，二级教授 / 主任医师，博士研究生导师、全国名中医，岐黄学者，第六、七批全国老中医药专家学术经验继承工作指导老师。现任甘肃省政协教科卫体委员会副主任，甘肃省中西医结合心血管临床医学中心主任。获国家卫生健康委员会中青年有突出贡献专家、国务院政府特殊津贴专家、省优秀专家等称号。兼任中国中西医结合学会常委，中华中医药学会心血管病分会副主任委员，世界中医药学会联合会睡眠医学专业委员会副会长，中国中西医结合学会活血化瘀专业委员会副主任委员、心血管病专业委员会常委，中国医师协会心力衰竭专业委员会常委等职。先后承担国家自然科学基金 4 项，国家科技支撑计划 3 项，开发转让保健品 1 项，获发明专利 2 项、省部级科技进步二等奖 4 项、省专利发明奖 2 项、专利发明人奖 1 项。出版专著 3 部，主编教材 1 部，已培养博士研究生 9 人，硕士研究生 40 多人。临床擅长治疗高血压、冠心病、心衰、心肌病、心律失常、自主神经功能紊乱、睡眠障碍等疾病。

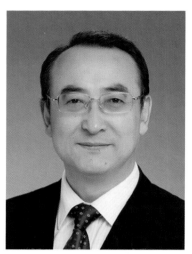

（七）

全国名中医（第二届）

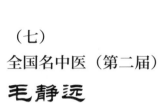

图 2-21　毛静远

　　毛静远（图 2-21），1962 年 2 月出生，主任医师，教授，博士研究生导师，原天津中医药大学第一附属医院院长。全国名中医，岐黄学者，享受国务院政府特殊津贴，第六、七批全国老中医药专家学术经验继承工作指导老师，教育部创新团队、国家中医药传承创新团队带头人，首批天津市海河医学学者，天津市名中医，天津市有突出贡献专家，天津市优秀科技工作者。现兼任国务院学位委员会第八届中医学学科评议组成员、中华中医药学会理事、中华中医药学会心血管病分会主任委员、中国医院协会中医医院分会副主任委员、天津市中医药学会副会长及《中华心力衰竭和心肌病杂志》《中西医结合心脑血管病杂志》副总编辑等职。

　　主持"十一五"（首席）、"十二五"、重大新药创制等国家级、省部级课题 15 项，作为第一完成人获省部级一等奖 2 项、二等奖 4 项、三等奖 6 项；授权发明专利 3 项；作为第一/通讯作者发表论文 187 篇，其中 SCI 收录 17 篇，主编著作 1 部，副主编 7 部。主持制定《慢性心力衰竭中医诊疗专家共识》《中成药治疗冠心病的临床应用指南》《中成药治疗心力衰竭的临床应用指南》《中药新药用于慢性心力衰竭的临床研究技术指导原则》等行业规范 5 部。

　　学科发展中重视人才培养、团队建设，带领心血管学科成为国家中医药管理局重点学科、重点专科，2008 年被批准为国家冠心病中医临床研究基地，2012 年入选教育部"创新团队发展计划"并于 2016 年获滚动支持，2017 年学科荣获"全国卫生计生系统先进集体"称号，2018 年成为国家区域中医（专科）诊疗中心，牵头国家重大疑难疾病（慢性心衰）中西医临床协作项目，2022 年入选国家中医药传承创新团队，学科影响力不断提升。

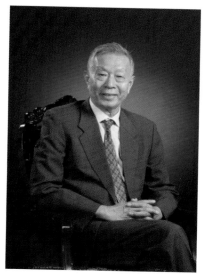

图 2-22　史载祥

（八）
全国名中医（第二届）
史载祥

史载祥（图 2-22），跟随首届国医大师朱良春学习工作 14 年，秉承"宗中汇西"理念，深得章朱学派心法，师从首都国医名师廖家桢教授。担任中日友好医院中医大内科主任、全国中西医结合心血管病中心副主任及首席专家。从医 56 载，总诊疗量约 60 万人次。主持院内外危重患者抢救，彰显中医优势。承担中央保健、国内外政要会诊，获中央保健先进个人称号。

首创"瘀血三论"，重"气化"，倡"祛瘀必言气血，言气必察升降"，率先提出"后再灌注时代难题的中医治疗"方向，并创升陷祛瘀法及系列方，引领血瘀证及活血化瘀研究。创新性地对大蒜素在心脑血管疾病临床应用和机制进行深入研究。创制治疗肝旺痰阻型眩晕的方剂"晕可平"。参与金荞麦片和参仙生脉液的研制工作。

培养了大批国内外优秀的中医人才。作为国家级、省部级多项名老中医专家学术经验传承工作指导老师，于全国各地建有传承工作室，培养传承人 200 余人。指导传承人整理临床经验，出版《宗中汇西临证实录》《经方治验百案》等专著。

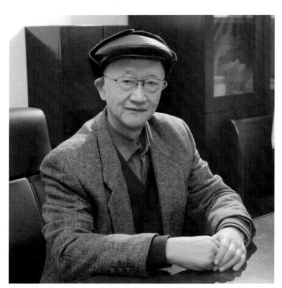

（九）

全国名中医（第二届）

唐蜀华

图 2-23 唐蜀华

　　唐蜀华（图 2-23），主任中医师，教授，博士研究生导师，第四、五、六、七批全国老中医药专家学术经验继承工作指导老师，中国中医科学院中医药传承博士后合作导师，享受国务院政府特殊津贴。1994 年被评为江苏省名中医，2016 年被评为江苏省首届国医名师，2022 年被评为全国名中医。主持科研课题 5 项，获江苏省科技进步一等奖 1 项、三等奖 2 项。研制了"病窦灵""强心合剂""清肝滋肾颗粒"等特色制剂，疗效显著。他秉承"衷中参西"学术观点，即：现代中医，双重诊断；中西合参，优势互补；继承创新，与时俱进。他执着于心血管疾病的临床工作，孜孜以求，勤学苦练，排除学术偏见，坚持在中西医并存的背景下，发挥中医药的特色和优势，为患者寻求最优诊治方案。作为江苏省中医院心血管科学术带头人，通过理论指导、学术研究、临床实践等方式培养中医后备人才，成果丰硕。其中，含首届中医岐黄学者 1 名、省级名中医 2 名。

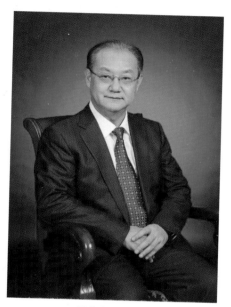

图 2-24　王阶

（十）

全国名中医（第二届）

王阶

　　王阶（图 2-24），教授，主任医师，博士研究生导师，全国名中医，岐黄学者，岐黄工程首席科学家，中国中医科学院首席研究员，国际欧亚科学院院士，第六、七批全国老中医药专家学术经验继承工作指导老师，首都名中医，第四、五、六届中央保健会诊专家，第十二、十三届全国政协委员，国家药典委员会执行委员和中医专业委员会主任委员，中华中医药学会心血管病专业委员会名誉主任委员。从事中医学临床和教研工作 40 余年，按照"肯定现象 - 发现规律 - 规范标准 - 提高疗效"研究思路，在中医证候标准化、冠心病病证结合规范化诊疗取得突破性成果，为中医标准化发展和规范化应用做出了重要贡献。擅长运用中医、中西医结合方法防治心血管疾病及慢性疑难杂症，提出中医病机结合西医病理，中医药性结合西医药理。以宣痹通阳、活血化瘀治疗冠心病，补肾降压治疗高血压，调和营卫治疗室性期前收缩，补肾强心、活血利水治疗慢性心力衰竭，均取得较好临床疗效。获中央保健工作先进个人奖励和全国五一劳动奖章。

三、岐黄学者

（一）
岐黄学者（第一批）
方祝元

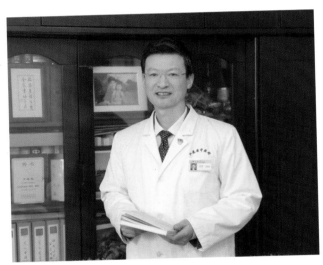

图 2-25　方祝元

　　方祝元（图 2-25），医学博士，教授、主任中医师，博士研究生导师，南京中医药大学副校长、附属医院（江苏省中医院）党委书记。现为国务院学位委员会学科评议组成员、全国专业学位研究生教育指导委员会委员、国家基层高血压管理专家委员会副主任委员、中华中医药学会基层高血压防治专家指导委员会主任委员、中华中医药学会心血管病专业委员会副主任委员、国家中医药管理局重点研究室——高血压育阴潜阳重点研究室主任、江苏省中医高血压病临床创新中心主任。入选首批"岐黄学者"、第七批全国老中医药专家学术经验继承工作指导老师、江苏省名中医。长期从事中医药防治高血压及靶器官损害研究，数万名患者从中获益，主持完成的高血压中医药防治策略首次被纳入《国家基层高血压防治管理指南》。

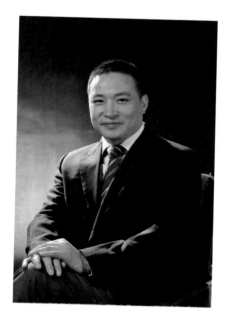

图 2-26 贾振华

（二）

岐黄学者（第一批）

贾振华

贾振华 (1975—)（图 2-26），山东省博兴县人。医学博士，主任中医师，教授，博士研究生导师，国家中医药管理局中医药传承与创新"百千万"人才工程岐黄学者。河北以岭医院院长、河北省中西医结合医药研究院院长。兼任中华中医药学会络病分会主任委员、中国中西医结合学会血管脉络病专业委员会主任委员。主持国家重点研发计划、国家科学自然基金重点项目等国家级课题 6 项，主持省部级课题 4 项。获国家科技进步一等奖 1 项（第三），国家科技进步二等奖 2 项（第一、第三），省部级科技进步一等奖 3 项（第一）。获何梁何利基金科学与技术创新奖、国家高层次"万人计划"领军人才、中青年科技创新领军人才、全国杰出专业技术人才、全国科技系统抗击新冠肺炎疫情先进个人等荣誉称号。

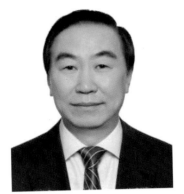

（三）

岐黄学者（第一批）

杨关林

图 2-27　杨关林

　　杨关林（1962—）（图 2-27），主任医师，教授，博士研究生导师。现任辽宁省人大常委会副主任，农工党中央常委，辽宁省委会主任委员，全国政协委员。"973"计划项目首席科学家，国务院学科评议组成员，教育部高等学校中西医结合专业教学指导委员会副主任委员，中医脏象理论及应用教育部重点实验室负责人。岐黄学者，卫生部有突出贡献中青年专家，享受国务院政府特殊津贴。从医近 40 年，提出"痰瘀论治动脉粥样硬化"学术观点，主持"863""973"等国家、省部级重大项目 20 余项。获省科技进步一等奖 2 项，二等奖 3 项，省教学成果一等奖 1 项，二等奖 1 项。主编教材 2 部、著作 7 部，发明专利 10 余项，第一作者或通讯作者发表论文 189 篇，其中 SCI 收录 40 篇。

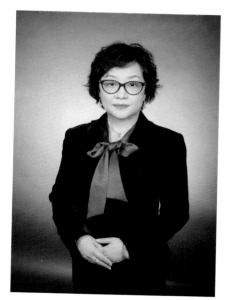

图 2-28　林谦

（四）

岐黄学者（第二批）

林谦

林谦（图2-28），中华中医药学会心血管病分会副主任委员，医学博士，主任医师，教授，博士研究生导师，岐黄学者，全国老中医药专家学术经验继承工作指导老师，享受国务院政府特殊津贴。曾任北京中医药大学东方医院、东直门医院副院长。现任国家中医药管理局心血管重点专科全国协作组组长、国家中医药管理局中西医结合临床重点学科带头人。从事中西医结合心血管临床、科研、教学工作30余年，应用中医气血理论治疗心血管疾病取得较好疗效，专注于中医气血理论治疗心血管疾病的基础与临床研究。获全国卫生系统先进个人、全国百名杰出女中医师、首都名中医、北京市高等学校教学名师等称号。

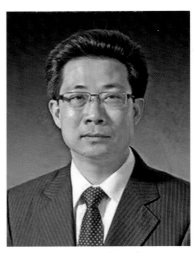

图 2-29　冼绍祥

（五）

岐黄学者（第二批）

冼绍祥

　　冼绍祥（图 2-29），岐黄学者，广东省名中医，广东省医学领军人才，珠江学者特聘教授，广州中医药大学第一附属医院院长，广州中医药大学教授，中医内科学专业博士研究生导师，博士后合作导师，第六、七批全国老中医药专家学术经验继承工作指导老师，全国优秀中医临床人才指导老师，冼绍祥省名医传承工作室指导老师，广东省丁颖科技奖及邓铁涛中医医学贡献奖获得者，国家卫生计生委有突出贡献中青年专家，全国五一劳动奖章获得者，2020 年中国优秀医院院长，2022 年"白求恩式好医生"。是国家中医临床研究基地负责人，国家重点学科中医内科学学科带头人，国家区域中心心血管专科学术带头人等。累计培养博士后、博士生、硕士生共计 100 余名。

　　冼绍祥从事医教研工作 37 年，专攻慢性心衰、高血压、冠心病、干细胞等领域，特别是在中医药防治心衰的基础与临床研究方面取得了很大的成绩，从"理、法、方、药"全面研究中医药防治慢性心力衰竭，规范慢性心衰病名和辨证论治体系，形成有效临床路径和方药，研究经 2011 年广东省科技厅组织鉴定认为处于国内领先水平。

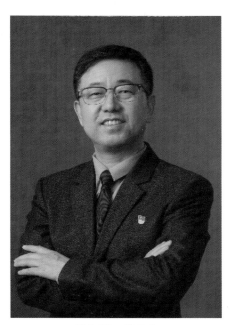

图 2-30　张军平

（六）
岐黄学者（第二批）

张军平

　　张军平（图 2-30），博士研究生导师，全国优秀教师，一直工作在临床科研教学第一线。从"血 - 脉 - 心 - 神"一体观防治缺血性心脏病，形成平心四合法方药分阶段辨治体系，开展中医药血管、心肌保护机制研究；创立"解毒护心、益气养阴、清透伏邪"法则，优化病毒性心肌炎中西医结合诊疗方案；致力提升中医药防治慢病能力，初步构建以"防""治""康""管"为核心的慢病全周期防治体系。

　　入选国家"万人计划"领军人才、百千万人才工程国家级人选、岐黄学者等人才项目，获卫生部有突出贡献中青年专家称号，享受国务院政府特殊津贴，是第七批全国老中医药专家学术经验继承工作指导老师、天津市名中医，兼任中华中医药学会内科分会副主任委员。

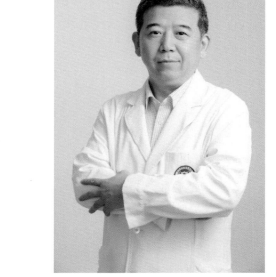

图 2-31　张学智

（七）

岐黄学者（第二批）

张学智

张学智（图2-31），主任医师，博士研究生导师，岐黄学者，首都名中医。北京大学第一医院中医、中西医结合科主任，北京大学中西医结合研究所所长，北京市中西医结合临床研究所常务副所长，国家中医药管理局重点专科（中医老年）学术带头人、重点学科（中西医结合临床）学术带头人，北京市"薪火传承3+3"谢竹藩名老中医工作室站负责人。担任中华中医药学会常务理事、综合医院中医药工作委员会副主任委员，中国医师协会中西医结合医师分会副会长、综合医院委员会主任委员，中国中西医结合学会理事，北京中医药学会副会长、临床药学专业委员会主任委员。从事老年病、心血管病、消化系统疾病、内分泌代谢疾病中西医结合诊疗研究，发表论文130余篇，执笔《血脂异常中医诊疗标准（初稿）》，并获得中华中医药学会首届百篇高影响力学术论文荣誉。

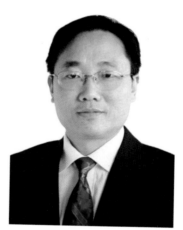

（八）
岐黄学者（第二批）

朱明军

图 2-32　朱明军

朱明军（图 2-32），博士，主任医师、教授，博士研究生导师，岐黄学者，全国先进工作者，享受国务院政府特殊津贴，国家百千万人才有突出贡献中青年专家，全国老中医药专家学术经验继承工作指导老师，河南省优秀专家，中原名医。兼任中国中西医结合学会常务理事，中华中医药学会心血管病分会常务副主任委员，中国中西医结合学会心血管疾病专业委员会副主任委员等。从事心血管疾病中医及中西医结合临床医疗和科研工作 30 余年，致力于中医药治疗慢性心力衰竭循证医学的研究，并结合现代科学思路与方法探索中医药防治慢性心衰的机制。主持或参加科研项目 32 项，获科技成果 30 项，发表学术论文 200 余篇；主编或参编专著 12 部、教材 2 部。

四、全国老中医药专家学术经验继承工作指导老师

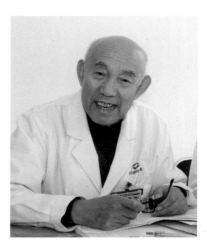

（一）

全国老中医药专家学术经验
继承工作指导老师（第二至第六批）

郭文勤

图 2-33　郭文勤

　　郭文勤（1938—2019）（图 2-33），主任医师，硕士研究生导师，享受国务院政府特殊津贴，第二至第六批全国老中医药专家学术经验继承工作指导老师，二级教授，先后任中华中医药学会心系分会学术顾问，全国胸痹（冠心病）急症协作组课题组成员，东北分组组长，曾任黑龙江省中医药学会理事，黑龙江省心病专业委员会主任委员，黑龙江省传统医学委员会主任委员等，被编入中国大百科全书黑龙江分册名人录及当代名老中医图集等。在治疗冠心病方面提出了"表现于心，根源于肾"的理论。获全国（部级）中医药重大科技成果乙级奖 1 项，获国家中医药管理局二级成果奖 1 项；获黑龙江省政府科技进步三等奖 2 项，获省中医药管理局科技进步二等奖 2 项。培养研究生 20 余名，高徒 10 名。

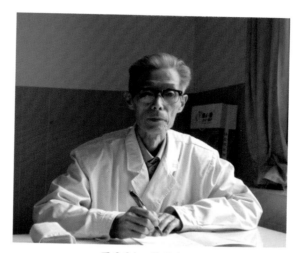

图 2-34　原明忠

（二）

全国老中医药专家学术经验
继承工作指导老师（第二批）

原明忠

　　原明忠（1926.4—2010.6）（图 2-34），山西省人民医院中医科原主任，主任医师，教授，享受国务院政府特殊津贴。第一、二批全国老中医药专家学术经验继承工作指导老师；全国名老中医原明忠传承工作室指导老师。擅长中医内科、妇科，尤对心脏病研究较深，1984 年著《冠心病证治》，中医诊治冠心病最早专著之一，获山西省医药科技著作二等奖，研修生大野修嗣博士译为《狭心症·心筋梗塞の中医学的治療》在日本出版；"益气通脉冲剂"治疗冠心病气虚血瘀证获山西省科技进步三等奖；参与国家"十一五"科技支撑计划"原明忠学术思想临床经验研究"；获中华中医药学会"全国中医药传承特殊贡献奖""中华中医药学会成就奖"，被中华中医药学会聘为终身理事。曾任全国中医内科学会心病、脑病专业委员会委员。

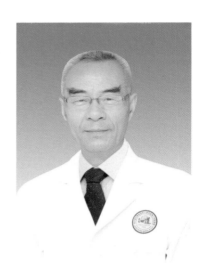

（三）
全国老中医药专家学术经验
继承工作指导老师（第三、四、六批）

陈学忠

图 2-35　陈学忠

陈学忠（图 2-35），全国老中医药专家学术经验继承工作指导老师，四川省名中医，全国名老中医传承工作室建设项目专家，多年来潜心研究衰老理论，提出了"肾虚血瘀导致衰老"的观点，并提出了"生理性血瘀""生理性肾虚血瘀""隐潜性肾虚血瘀证""老年肾虚血瘀综合征"等新概念，并提出以"补肾化瘀"防治老年病的延缓衰老的思路，并研制了"健脑通脉片""参芪冠心片""健脑软脉颗粒""软脉化斑颗粒"等新药，擅长中西医两法诊治疾病，尤其擅长冠心病、心绞痛、心律失常、高脂血症、糖尿病、高血压、脑动脉硬化、脑血管意外后遗症、老年痴呆、顽固性头痛、顽固性失眠、过敏性鼻炎、哮喘、复发性口腔溃疡、脾胃病及内科疑难杂症的诊治。

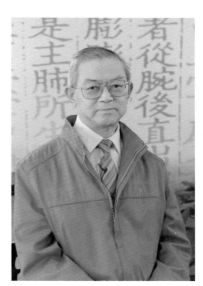

图 2-36　沈绍功

（四）
全国老中医药专家学术经验
继承工作指导老师（第三批）

沈绍功

沈绍功（1939—2017）（图 2-36），主任医师，沈氏女科第十九代传人，享受国务院政府特殊津贴，第三批全国老中医药专家学术经验继承工作指导老师，1963 年毕业于上海中医学院后分配到中国中医科学院工作，历任广安门医院急诊科主任、肿瘤病房负责人，中国中医科学院基础理论研究所副所长、临床基础医学研究所科技学术委员，国家中医药管理局全国胸痹（冠心病）协作组组长，科技部 973 中医基础理论第二届专家组成员，中华中医药学会心病分会首届主任委员，兼任中华中医药学会急诊分会副主任委员，内科分会常委。主编著作有《沈绍功中医方略论》《上海沈氏女科全科临证方略》《中医临床家叶心清》《现代中医心病学》等 20 余部，参编著作 70 余部，发表学术论文百余篇，全国设有 22 家"沈绍功学术思想推广示范网点"。

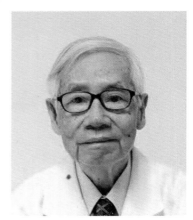

图 2-37　赵立诚

（五）
全国老中医药专家学术经验
继承工作指导老师（第三批）
赵立诚

　　赵立诚（图 2-37），84 岁，全国老中医药专家学术经验继承工作指导老师、享受国务院政府特殊津贴，广东省名中医。于心血管专科临床工作四十余载，治学严谨，学风正派，临床崇尚"治病求本"和"脾旺不受邪"的学术思想。赵立诚教授著述颇丰，参与和主编著作 16 部，计有《实用中医内科学》《中医内科学》《中西医结合老年病治疗学》《中医名言录》《中医预防病学》和《中医内科五脏病学》等；其中《中医名言录》获广东省中医科技进步二等奖，《实用中医内科学》获全国优秀科技图书一等奖；公开发表论文 30 余篇，1992 年赵立诚教授作为领队前往香港进行学术交流获得好评，被香港新协和中医研究院聘请为客座教授。此外，赵立诚兼任美国加州中国医学研究院学术顾问。

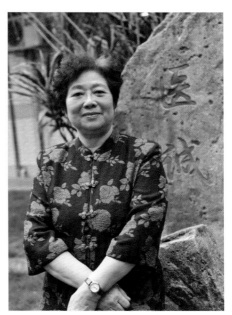

图 2-38　陈美华

（六）
全国老中医药专家学术经验
继承工作指导老师（第四批）
陈美华

陈美华（图2-38），主任医师，教授，硕士生导师，福建省名医，福建省首届名中医，第四批全国老中医药专家学术经验继承工作指导老师，享受国务院政府特殊津贴。1994 年任国家中医药管理局医政司胸痹急症协作组福建分组组长、卫生部临床药理基地工作委员会副主任。2003 年任中华中医药学会心病分会常务委员，2006 年任中华中医药学会心病分会副主任委员，福建省中西医结合学会心血管病分会、福建省中医药学会心病分会原主任委员。在临床上探讨中医各类心血管病的辨治规律，突出中医治疗特色，体现中医因时因地因人制宜的治疗理念。开展多项科研课题，其中全国急症协作课题组"心痛气雾剂"临床与实验研究，"心痛口服液临床与实验研究"分别获 1987 年、1992 年国家中医药管理局中医药科技进步二等奖。

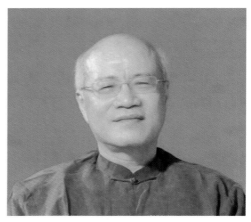

图 2-39　罗陆一

（七）
全国老中医药专家学术经验
继承工作指导老师（第四批）
罗陆一

　　罗陆一（1951—）（图 2-39），医学博士，广东省名中医、深圳市名中医、全国老中医药专家学术经验继承工作指导老师，其高祖为清末御医，曾祖为金针黄石屏弟子及女婿，自幼承传祖训研习中医药，后师从国医大师李振华、赵清理、周仲瑛。从医 50 余年，曾任深圳市中医院心血管病科科主任、主任医师、广州中医药大学博士研究生导师、广东省中医药学会心血管专业委员会副主任委员，深圳市中医药学会心血管专业委员会主任委员，主持"通脉地仙丸治疗冠心病的临床研究"等 10 项省市立项科研项目，研制的通脉地仙丸及"加减神仙不老汤治疗冠心病的临床与实验"等获深圳市科技进步奖 3 项、广州中医药大学科技奖、中华中医药科技进步二等奖各 1 项。出版著作 8 部，发表论文 100 余篇。

（八）
全国老中医药专家学术
经验继承工作指导老师
（第四、五、六批）
王清海

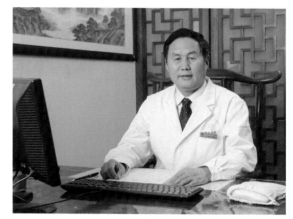

图 2-40　王清海

王清海（图2-40），广东省名中医，全国老中医药专家学术经验继承工作指导老师，全国名老中医药传承工作室专家，二级教授，广州中医药大学博士研究生导师，首届国医大师邓铁涛弟子，全国优秀中医人才，师承张学文教授，岭南心血管病温通学派创始人，享受国务院政府特殊津贴，世界中医药学会联合会高血压分分会副会长，中华中医药学会心病专业委员会常委，广东省中医药学会心血管委员会副主任委员，广东省中西医结合学会主任委员，广东省第二中医院原副院长。创新性提出脉胀理论，成立岭南中西医结合高血压防治联盟，创立心系疾病温阳通脉和补心泻肺大法。擅长中医药治疗高血压、动脉硬化、冠心病、心衰、胸痛、心悸、咳嗽、气喘、眩晕、头痛、失眠、水肿等疾病。

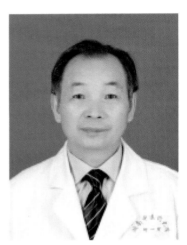

（九）
全国老中医药专家学术经验
继承工作指导老师（第五批）
程丑夫

图 2-41　程丑夫

程丑夫（图 2-41），主任医师，教授，博士研究生导师，国家级名老中医，享受国务院政府特殊津贴，第五批全国老中医药专家学术经验继承工作指导老师，全国名老中医药专家传承工作室专家，全国优秀中医临床人才指导老师，国家重大新药创制科技重大专项"冠心病动脉斑块治疗新药降脂消斑片研发"项目创始人，中央电视台 CCTV4《中华医药》专题采访报道医药名家。获得中药新药临床批件 3 个，出版医学专著 20 余部，先后培养博士、硕士研究生 100 余名。提出了疑难病治痰、治瘀、治郁、治虚的"四治法则"，发表学术论文 80 余篇，出版医学专著 20 余部，其中《气证论》为我国第一部气学专著。行医 50 余载，擅长心脑血管系统、呼吸系统及消化系统疾病的中医药防治。

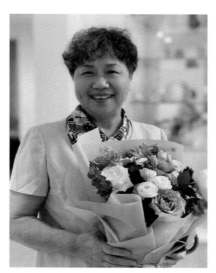

图 2-42　程志清

（十）
全国老中医药专家学术经验
继承工作指导老师（第五批）
程志清

　　程志清（图 2-42），浙江中医药大学资深教授，主任中医师，博士研究生导师。第五批全国老中医药专家学术经验继承工作指导老师、浙江省名中医、全国名老中医药专家传承工作室导师。先后受教于新安名家王乐匋、许志泉，浙江名家杨继荪、魏长春、裘小梅、陆芷青。擅长运用"气化理论""以肾为本，以肝为枢""病证结合，衷中参西"等独到的学术思想论治冠心病、高血压、心衰、心肌炎、心律失常等心系疾病；对内科疑难杂病也有较深的造诣。

　　主持的高血压、病毒性心肌炎等研究成果获得 6 项省政府科技进步奖，1 项国家发明专利。先后出版《陆芷青内科精华评述》《中医药防治高脂血症》《程志清论治心系九病精要》《浙江中医临床名家程志清》《中医芳香指引》专著 5 部。

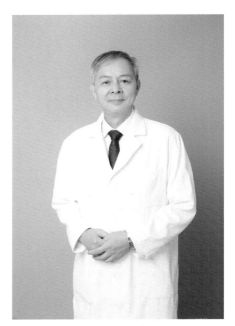

（十一）
全国老中医药专家学术经验
继承工作指导老师（第五、七批）

祝光礼

图 2-43　祝光礼

　　祝光礼（图 2-43），中西医结合主任医师，浙江中医药大学博士研究生导师，浙江省名中医，第五批、第七批全国老中医药专家学术经验继承工作指导老师，杭州市中医院心血管病科学科带头人，全国名老中医药专家祝光礼传承工作室指导老师。祝光礼从事中西医结合内科临床工作 50 余年来，做出了突出的贡献。将中西医基础理论应用于临床实践，尤其在治疗高血压病、冠心病、心力衰竭、心律失常等心血管疾病方面有独到之处。主持省市级课题 10 余项，其中浙江省自然基金资助项目 2 项，各项科研成果及实验与临床研究成果已分别在国家级、省级刊物上发表，共计论文 70 余篇，获浙江省中医药科学技术奖等多种奖项。

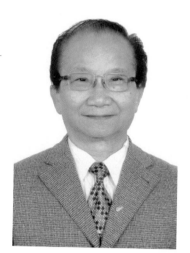

图 2-44　陈镜合

（十二）
全国老中医药专家学术经验
继承工作指导老师（第六批）
陈镜合

　　陈镜合（图 2-44），广州中医药大学首席教授、博士研究生导师、全国老中医药专家学术经验继承工作指导老师。广州中医药大学第一临床医学院内科教研室原主任兼急诊科主任、国家中医药管理局全国中医急症诊疗中心原主任。从医从教 60 余载，在全国中医院率先开设中医急诊科并主攻心血管急症研究。曾作为卫生部高级访问学者留学日本。历任教育部重点学科中医内科学带头人及心血管方向学术带头人；国家中医药管理局、省市科技专家评审成员；中华中医药学会内科学会常委；广东省中医药学会终身理事；广东省中医内科专业委员会主任委员。曾荣获全国中医急症先进工作者、广东省高教系统先进工作者；卫生部科技进步二等奖；中华中医药学会著作三等奖；省部级科技进步三等奖。主编专著 11 部，发表论文 40 余篇，发表科普文章 30 余篇。

（十三）
全国老中医药专家
学术经验继承工作
指导老师（第六批）
陈新宇

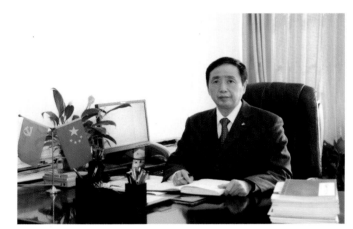

图 2-45　陈新宇

　　陈新宇（图 2-45），湖南省名中医，首批全国优秀中医临床人才，中国优秀医院院长，全国老中医药专家学术经验继承工作指导老师。从事中西医临床近 40 余年，善用经方及四时膏方，在心脑血管疾病等慢病、未病、危急重症等方面均有很好疗效，尤其对经方治疗疑难杂症更是独具特色。发表学术论文 90 余篇，专著 30 余部，其中主编/副主编 15 部，主持国家级、省厅级课题 16 项，获科技成果奖励 6 项。其带领团队研制的温阳振衰颗粒等中药制剂获得广大患者的较高评价。

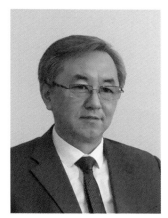

图 2-46　邓悦

（十四）
全国老中医药专家学术经验
继承工作指导老师（第六、七批）
邓悦

邓悦（图 2-46），医学博士，主任医师，二级教授，博士研究生导师，现为长春中医药大学附属医院心血管病中心主任。吉林省名中医，第六、第七批全国老中医药专家学术经验继承工作指导老师，国家中医药管理局重点学科、重点专科、卫生部重点专科的带头人、国家中医临床研究基地（重点病种冠心病）的负责人。兼任中华中医药学会心血管病分会副主任委员；中国中医药研究促进会痰瘀同治专业委员会副主任委员；中国民族医药学会心血管病分会副会长；世界中医药学会联合会痰证学分会副会长；中国中药协会心血管药物研究专业委员会副会长；中国中西医结合学会心血管病常委；吉林省中医药学会络病专委员主任委员等。

主持课题 20 余项，国家自然科学基金 2 项，参加课题 30 余项，获吉林省科技进步二等奖 3 项、三等奖 3 项；吉林省自然科学学术成果奖 1 项；科研成果 16 项，发表论文 70 余篇。

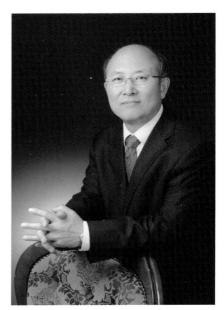

图 2-47　姜德友

（十五）
全国老中医药专家学术经验
继承工作指导老师（第六批）
姜德友

　　姜德友（图 2-47），二级教授，龙江学者特聘教授，博士研究生导师，第六批全国老中医药专家学术经验继承工作指导老师，姜德友全国名老中医药专家传承工作室导师等。历任黑龙江中医药大学基础医学院、附属第一医院院长。国家中医药管理局重点学科金匮要略学科带头人，国家中医药管理局龙江医派传承工作室及细胞分子生物实验室负责人、省非物质文化遗产龙江医派负责人、全国中医优秀人才授课专家，世界中医药学会联合会中医临床思维专业委员会会长，中华中医药学会民间特色诊疗技术研究分会主任委员和心血管分会名誉副主任委员，省龙江医派研究会会长等。主编《金匮要略》《中医医案学》《中医临床思维方法》《金匮要略理论与实践》《中医学派概要》等规划教材；担任《龙江医派丛书》《龙江医派现代中医临床思路与方法丛书》《中医疾病源流考丛书》总主编等。

（十六）
全国老中医药专家学术经验
继承工作指导老师（第六、七批）
蒋梅先

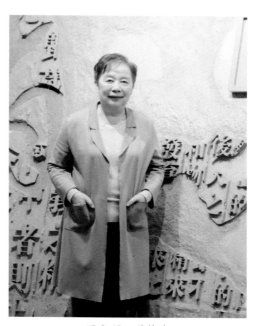

图 2-48　蒋梅先

　　蒋梅先（图 2-48），1950 年 3 月生，上海市名中医。上海中医药大学教授、博士研究生导师，附属曙光医院主任医师。1982 年毕业于上海中医学院中医专业，1986年研究生毕业，获硕士学位，曾任曙光医院心内科主任，兼任国家中医药管理局心衰重点专病协作组副组长。目前为全国老中医药专家学术经验继承工作及工作室指导老师（第六、七批），现兼任上海市中医药学会心病分会主任委员、世界中医药学会联合会内科分会常务理事等学术职务。

　　师承中医名家张伯臾，为上海丁氏内科张伯臾临床代表性传人。从医 40 余年，以中医药防治心系病，尤擅心衰。提出心衰始发于心，久及于肾，心肾阳气俱衰而饮瘀内停；治疗首重阳气，并重蠲饮祛瘀；积极防治心衰病因；专注精准辨治，用经典，创验方，凸显疗效。主持完成科研 10 余项，培养硕、博士研究生 39 名，发表论著 70 余篇，主编、参编规划教材及学术著作 20 余部，获国家发明专利 4 项及上海科学技术奖、中华中医药学会等科技奖 6 项。

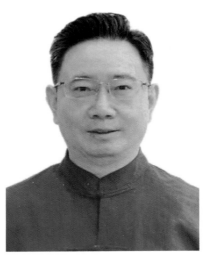

（十七）
全国老中医药专家学术经验
继承工作指导老师（第六批）

李庆海

图 2-49 李庆海

　　李庆海（图 2-49），主任中医师，博士研究生导师，首届河南省名中医，第六批全国老中医药专家学术经验继承工作指导老师，国家中医药管理局重点专科（心血管专科）学科带头人。河南中医药大学冠心病研究所所长，河南中医药大学第三临床医学院、针灸推拿学院、第三附属医院原党委书记、副院长。任中华中医药学会心病专业委员会名誉副主任委员，中华中医药学会心病专业委员会第二届、第三届副主任委员，中国中西医结合心血管专业委员会心律失常专业组副组长，中华中医药学会理事，河南省中医学会、中西医结合学会常委理事，河南省中医老年病专业委员会主任委员。

　　1982 年至今先后在县、市、省级医院从事中医临床、教学及科研工作 46 年，擅长于运用中医的理法方药诊治心血管内科常见病、多发病及急危重、疑难病，尤其应用益气泄浊祛瘀法逆转动脉斑块疗效明显。获省级科技进步奖 2 项，省中医成果奖 3 项，地厅级科技进步 4 项，完成医学专著 6 部，发表学术论文 70 余篇，国家发明专利 4 项。培养中医博士及硕士研究生 34 名、中医继承人 4 名、收徒 9 名。

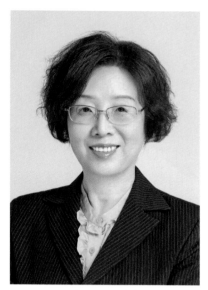

图 2-50　刘真

（十八）
全国老中医药专家学术经验
继承工作指导老师（第六、七批）

刘真

刘真（图 2-50），中西医结合主任医师、教授、硕士生导师，曾任石家庄市中医院心血管科主任、副院长，河北省首届名中医，第六、七批全国老中医药专家学术经验继承工作指导老师，第五批河北省老中医药专家学术经验继承工作指导老师。建有河北省名老中医药专家刘真传承工作室和全国名老中医药专家刘真传承工作室。师从国医大师路志正教授和李士懋教授，形成了以脾胃为中心，平脉辨治的思辨方式。擅长诊治心血管疾病、消化系统疾病，在养生保健方面有较深造诣。获河北省科技厅科技进步三等奖 1 项，市科技进步一等奖 7 项，均为第一主研人。论著 9 部。发表论文 65 篇。在中华中医药学会、河北省中医药学会等有 13 项任职，其中 5 项副主任委员。培养继承人 20 名，国家级继承人 4 名。

（十九）
全国老中医药专家学术经验
继承工作指导老师（第六批）
刘中勇

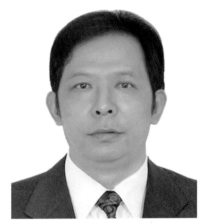

图 2-51 刘中勇

刘中勇（图 2-51），二级教授，主任中医师，享受国务院政府特殊津贴，国家优秀中医临床人才，第六批全国老中医药专家学术经验继承工作指导老师，享受江西省政府特殊津贴，江西省百千万人才工程人选，江西省名中医，江西省有突出贡献中青年专家。承担国家自然科学基金课题 4 项、国家中医药循证能力建设项目 1 项，江西省重大科技专项、江西省自然科学基金项目十余项；撰写出版医学专著 13 部，发表论文 200 余篇，SCI 收录 14 篇，获得 4 个国家发明专利，2 个计算机软件著作权。主持 / 参与制定 2 项国家中医药标准化项目，参与制定 4 个专家共识，5 个行业标准和 2 个临床诊疗指南。荣获国家科技进步二等奖 1 项、江西省科技进步一等奖 1 项、江西省科技进步二等奖 1 项。

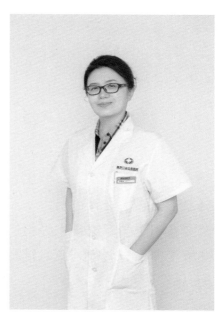

图 2-52　徐惠梅

（二十）
全国老中医药专家学术经验
继承工作指导老师（第六、七批）

徐惠梅

　　徐惠梅（1959—）（图 2-52），主任医师，医学博士，博士后合作导师，二级教授，享受国务院政府特殊津贴，黑龙江省名中医，"龙江名医"，第六、七批全国老中医药专家学术经验继承工作指导老师，国家中医心血管病重点专科带头人，中华中医药学会心血管病分会名誉副主任委员，中国中药协会心血管药物研究专业委员会副主任委员，中国中西医结合学会心血管病专业委员会常务委员，黑龙江省级领军人才梯队带头人，省卫生系统突出贡献专家，黑龙江省中医药学会心血管病委员会主任委员，省冠心病研究所所长等。承担国家、省部级课题 20 项，获黑龙江省政府科技进步二、三等奖 6 项；省中医药科技进步一、二等奖 5 项。主编著作 6 部，发表核心期刊论文 30 余篇。培养研究生 40 名，高徒 4 名。

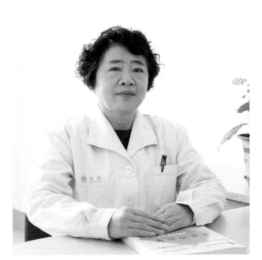

图 2-53　张艳

（二十一）
全国老中医药专家学术经验
继承工作指导老师（第六批）
张艳

　　张艳（图 2-53），女，二级教授，主任医师，医学博士，博士研究生导师，辽宁省名中医、辽宁省优秀人才、辽宁省优秀专家、沈阳市优秀专家、享受国务院政府特殊津贴专家、第六批全国老中医药专家学术经验继承工作指导老师。国家重点专科心血管学术带头人，中国医师协会心衰专业委员会副主任委员、中华中医药学会心病分会副主任委员、国家自然科学基金项目评审委员、辽宁省中医药学会心病专业委员会主任委员、辽宁省中西医结合学会脑心同治专业委员会副主任委员，辽宁省高等学校优秀人才支持计划等。

　　张艳从事临床、教学、科研工作近 40 年，先后发表论文 200 余篇，出版著作 20 余部，主持多项课题，培养博士研究生 20 余人，硕士研究生上百人，继承和发展了中医药优势，为中医药事业做出突出贡献。

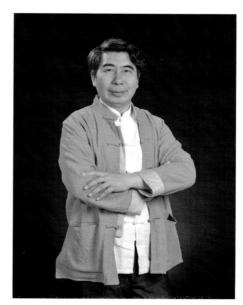

图 2-54　张永康

（二十二）
全国老中医药专家学术经验
继承工作指导老师（第六批）
张永康

　　张永康（图 2-54），主任医师，省优专家，硕士研究生导师，山西省人民医院中医科主任、党支部书记，第六批全国老中医药专家学术经验继承工作指导老师。2022 年全国名老中医传承工作室建设项目指导老师；第一、二批全国老中医药专家原明忠学术经验继承人；第三批全国优秀中医临床人才，师承吕仁和、肖承悰、侯振民老师；"三晋英才"高端领军人才，山西省学术技术带头人。主持完成"十一五"科技支撑计划"原明忠学术思想临床经验研究"，"全国名老中医原明忠传承工作室项目"，山西省重点研发项目"滋潜通脉汤膏方治疗高血压阴虚阳亢临床研究"。任中华中医药学会综合医院心血管分会常委；获"全国首届百名中医药科普专家""全国首届中医药传承奖""科技之星"等奖项。

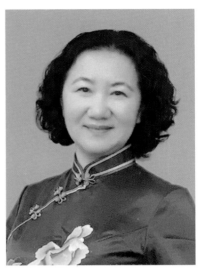

图 2-55　安冬青

（二十三）
全国老中医药专家学术经验
继承工作指导老师（第七批）

安冬青

安冬青（图 2-55），主任医师，博士研究生导师，享受国务院政府特殊津贴，第七批全国老中医药专家学术经验继承工作指导老师，全国首届优秀女中医师，新疆突出贡献优秀专家。擅长中西医结合治疗心血管病、老年病及内科疑难杂症。提出了冠心病（胸痹）秽浊痰阻证的新证型，创立治疗法则——通补开泄法，研制出天香丹系列制剂。作为新疆中医药学的领军人物，带领团队对中医药"十五""十一五""十二五""十三五"心血管疾病重点专科制定中医诊疗规范。承担课题 25 项，获省部级科技奖励 9 项，国家发明专利 3 项，药物临床批件 1 项，技术转让 1 项，发表论文 190 余篇（其中 SCI 收录 8 篇），出版专著 6 部，教材 3 部，行业专家共识 4 项，团体标准指南 1 项，培养青年岐黄学者 1 名，硕士、博士研究生 100 余名。

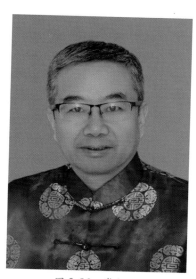

图 2-56　常红卫

（二十四）
全国老中医药专家学术经验
继承工作指导老师（第七批）
常红卫

　　常红卫（图 2-56），宁夏中医研究院主任医师，硕士研究生导师，第四届中华中医药学会心血管病常委，第七批全国中医药专家学术经验继承工作指导老师，毕业于上海中医药大学。在临床中坚持中医辨证与西医辨证相结合，着重于中医痰瘀理论的研究，观察到动脉粥样斑块为脂质斑块、非 ST 段抬高性心肌梗死患者形成的白色血栓，确立了冠心病稳定期及非 ST 段抬高型心肌梗死的中医病机为"痰瘀交阻""以痰为主"，在临床中获得非常好的疗效。2020 年作为宁夏新冠专家组成员，是第一个参与会诊并进驻定点医院进行援助的中医专家，参与制定了《宁夏回族自治区新型冠状病毒肺炎中医防治方案》，参与《新型冠状病毒感染的肺炎中医药防治集成技术研发与示范推广项目》，获第二届宁夏创新争先奖牌。

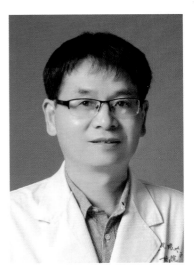

（二十五）
全国老中医药专家学术经验
继承工作指导老师（第七批）
戴小华

图 2-57　戴小华

　　戴小华（图 2-57），教授，主任医师，博士研究生导师，第七批全国老中医药专家学术经验继承工作指导老师，安徽省首届名中医，江淮名医。现任安徽中医药大学第一附属医院心内科主任、心衰中心主任，安徽省中医药科学院心血管病研究所所长。兼任中华中医药学会心血管病分会副主任委员、中国中药协会心血管药物研究专业委员会副主任委员、安徽省中医药学会心血管病专业委员会主任委员、安徽省中西医结合学会心血管病专业委员会主任委员、安徽省医学会心血管病学分会副主任委员。

　　重视"从脾论治""调补肝肾""益气活血"等学术思想在心血管疾病诊疗中的应用并取得显著的临床效果。主持多项国家及省级科研项目，获省部级科学技术奖 2 项，发表学术论文 80 余篇，编写专著 10 余部。

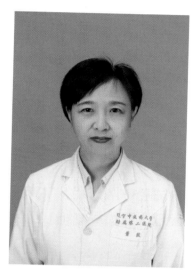

图 2-58 董波

（二十六）
全国老中医药专家学术经验
继承工作指导老师（第七批）

董波

　　董波（图 2-58），三级教授，主任医师，博士研究生导师，第七批全国老中医药专家学术经验继承工作指导老师，辽宁省名中医，第二批全国优秀中医临床人才。国家中医药管理局"十二五"重点专科"心血管专科"学科带头人，国家中医药管理局"十二五"重点学科"中医预防学科"学科带头人。兼任中华中医药学会心血管专业委员会常务委员、辽宁省中医药学会心脏预防与康复专业委员会主任委员、《中西医结合心脑血管病杂志》编委等职。现为辽宁中医药大学附属第二医院国医堂专家。从事心血管专业医疗、教学、科研工作 35 年，目前主要研究方向是心力衰竭、冠心病的中西医治疗与康复。主持国家级、省部级、市级科研课题 10 项，在国内医学核心期刊发表学术论文 50 余篇。

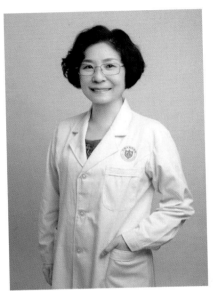

图 2-59　韩学杰

（二十七）
全国老中医药专家学术经验
继承工作指导老师（第七批）

韩学杰

　　韩学杰（1966—）（图 2-59），博士研究生导师，主任医师，沈氏女科第二十代传人，第七批全国老中医药专家学术经验继承工作指导老师，中国中医科学院中医临床基础医学研究所规范标准研究中心主任，国家中医药管理局中医药标准化工作办公室副主任，国家中医药管理局沈氏女科学术流派负责人，中华中医药学会内科分会第五届、第六届委员会常务委员兼副秘书长、第七届委员会副秘书长，中华中医药学会心病分会第一届副主任委员兼秘书长、第三届常务委员，中华中医药学会心血管病分会第三届、第四届名誉副主任委员，2008 年被中华中医药学会评为"全国百名杰出青年中医"。主持及参加省部级及以上科研课题 95 项，出版著作 94 部，发表学术论文 249 篇，获得中华中医药学会优秀著作奖一等奖 3 项等奖励等共 42 项，获国家发明专利 6 项。

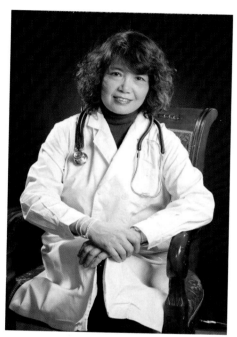

图 2-60　黄力

（二十八）
全国老中医药专家学术经验
继承工作指导老师（第七批）
黄力

　　黄力（图 2-60），医学博士，博士研究生导师，教授，现任中日友好医院中医教研部主任，中西医结合心内科主任医师（二级）。2005 ～ 2017 年担任中西医结合心内科科主任。兼任北京医师协会中西医结合医师分会会长、中日医学科技交流协会健康与传媒分会会长、北京中医药学会心血管专业委员会副主任委员、世界中医药学会联合会心血管专业委员会常务理事、中华中医药学会心血管分会常务委员等。第七批全国老中医药专家学术经验继承工作指导老师。从医四十余年，在高血压、冠心病、心衰、心律失常、双心疾病等心血管疾病方面具有独特的临床治疗方法和经验、具有较显著的临床疗效。研制的中药复方"桑杞清眩颗粒"，可有效地降压、降脂，并得到国家及北京市自然基金的资助，形成院内制剂。本人先后承担了国家级、局级及北京市等多项课题，并发表 SCI 及核心杂志论文 100 余篇，培养硕士、博士研究生 50 余名。

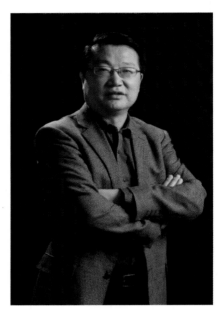

图 2-61　刘红旭

（二十九）
全国老中医药专家学术经验
继承工作指导老师（第七批）
刘红旭

刘红旭（图 2-61），首都名中医，第七批全国老中医药专家学术经验继承工作指导老师，第六批北京市全国老中医药专家指导老师。首都医科大学附属北京中医医院首席专家，首都医科大学附属北京中医医院知名专家团队领衔专家，主任医师 / 教授 / 博士研究生导师 / 博士后合作导师；心血管科主任、心血管病研究室主任；北京市中医 125 人才 1 类（学术带头人），北京市卫生系统 215 高层次人才（学科带头人）。卫生部国家中医心血管病重点专科、国家中医药管理局重点学科 / 重点专科、北京市医院管理局重点医学专业、北京市中医管理局重点学科 / 重点专科的学科 / 专科带头人。

主要从事中医、中西医结合心血管病与急危重症临床治疗及冠心病介入治疗、教学及科研工作。先后获得国家自然基金 4 项，省部级科研基金 9 项，省部级科技进步奖 9 项（一等奖 2 项），以第一作者和通讯作者发表核心期刊论文 100 余篇，SCI 收录 30 余篇，出版学术著作 9 部，获国家发明专利 8 项，主持撰写中国心血管病中医诊疗指南 / 专家共识 4 部。

中华中医药学会心血管病分会首届副主任委员，历任四届副主任委员，主编中华中医药学会心病分会《心血管疾病中成药辨证应用指南》，为心血管病专业委员会做出了积极的贡献。

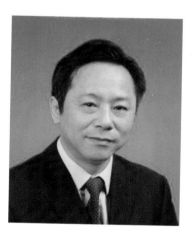

图 2-62　毛以林

（三十）
全国老中医药专家学术经验
继承工作指导老师（第七批）
毛以林

毛以林（图 2-62），中医学博士，主任医师，教授，博士研究生导师，第三批国家中医优秀临床人才，湖南省名中医，第七批全国老中医专家学术经验继承工作指导老师，湖南中医药大学第二附属医院大内科主任，国家中医药管理局心血管重点专科学术带头人，湖南省中医药和中西医结合学会心血管病专业委员会第一、二届主任委员，中华中医药学会心血管分会常委。长期从事中医药治疗慢性心力衰竭的研究，获湖南省科技进步奖 1 项、中医药科技奖 6 项。

（三十一）
全国老中医药专家学术经验
继承工作指导老师（第七批）
苏凯

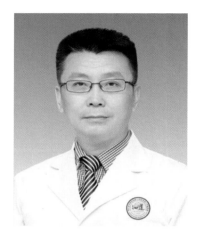

图 2-63　苏凯

　　苏凯（图 2-63），全国老中医药专家学术经验继承工作指导老师，四川省名中医，省中医管理局学术技术带头人，跟师全国名中医临床大家傅灿冰多年，擅长中西医结合诊治心脑血管及消化系统疾病，中医健康养生调理。尤其擅长中医治疗心悸、胸闷、失眠、头晕、乏力、水肿、潮热汗多、胃胀痛、厌食、口苦、咳嗽痰多、湿热重、腹泻等。

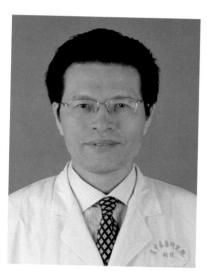

（三十二）
全国老中医药专家学术经验
继承工作指导老师（第七批）
王守富

图 2-64　王守富

　　王守富（图 2-64），医学博士，主任医师，第七批全国老中医药专家学术经验继承工作指导老师，河南省名中医。现任河南省中西医结合医院（河南省中医药研究院）心血管科主任，河南省高血压中西医结合诊疗中心主任。兼任中国民族医药学会心血管病分会副会长，中华中医药学会血管病分会常务委员，世界中医药学会联合会高血压专业委员会常务理事，国家医保专家，河南省中西医结合学会高血压病专业委员会主任委员，河南省中医药学会心血管病分会副主任委员等。

　　从事心血管病临床医疗和科研工作 35 年，临床经验丰富。已发表学术论文 90 余篇，主编或参编专著 5 部，获省级、厅级中医药科技进步奖 5 项，获国家发明专利和实用专利各 1 项。

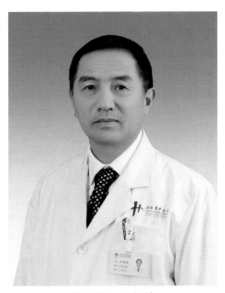

图 2-65　王振涛

（三十三）
全国老中医药专家学术经验
继承工作指导老师（第七批）
王振涛

　　王振涛（图 2-65），医学博士，主任医师，博士研究生导师，二级教授，河南省首届名中医，第七批全国老中医药专家学术经验继承工作指导老师，享受国务院政府特殊津贴，第二批国家中医临床研究基地重点病种（扩张型心肌病）负责人，国家中医药管理局病毒性心肌炎益气养阴重点研究室主任，全国优秀中医临床人才，中华中医药学会心血管病分会副主任委员，河南省中医药学会心血管病分会主任委员。

　　长期致力于中医药治疗扩张型心肌病、病毒性心肌炎的研究，主持国家级科研项目 3 项，省部级科研项目 10 项，出版学术专著 8 部，获各级科技进步奖 8 项，国家发明专利 3 项，在各级学术刊物发表学术论文 300 余篇。

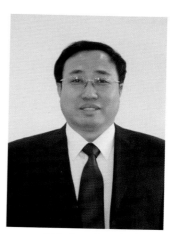

（三十四）
全国老中医药专家学术经验
继承工作指导老师（第七批）
薛一涛

图 2-66　薛一涛

　　薛一涛（图 2-66），山东中医药大学附属医院主任医师，二级教授，博士研究生。博士研究生导师，第七批全国老中医药专家学术经验继承工作指导老师，山东省名中医药专家。先后主持国家级和省部级课题 20 余项，其中国家自然科学基金面上项目 2 项，以第一 / 通讯作者发表学术论文 120 余篇，其中 SCI 论文 11 篇，获科技进步奖 10 余项，主参编著作 15 余部，荣立二等功 2 次，三等功 1 次。荣获全国卫生系统先进工作者、全国中医药应急工作先进个人、山东省有突出贡献的中青年专家、山东省优秀研究生指导教师、山东省十佳医师、山东省优秀科技工作者等荣誉称号。现兼任中华中医药学会心血管病分会名誉副主任委员、膏方专业委员会副主任委员、山东中医药学会副会长兼秘书长。

五、省市级名中医

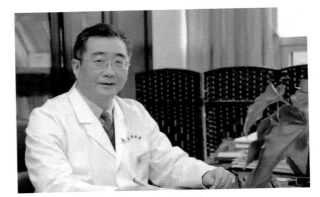

（一）

江苏省名中医

陈晓虎

图 2-67　陈晓虎

　　陈晓虎（图 2-67），1962 年 11 月生，江苏如皋人，博士研究生，江苏省中医院主任中医师（专业技术二级）、教授、博士研究生导师。现任国家中医药管理局中医区域诊疗中心、中医心病学重点学科、重点专科学科带头人，江苏省第二批老中医药专家学术经验继承工作指导老师，享受国务院政府特殊津贴，2007 年被评为"江苏省 333 高层次人才培养工程中青年科技学术带头人"，2008 年被评为"江苏省政府突出贡献中青年专家"，2018 年被评为"江苏省中医药领军人才"，2021 年被评为"江苏省名中医"。

　　陈晓虎在国内首次提出不稳定性心绞痛"瘀热相搏"病机理论，制定不稳定性心绞痛中西医结合治疗对策；首次提出中医药防治慢性心力衰竭新模式；率先提出高血压胰岛素抵抗中医病机特点：肝肾阴虚、肝阳亢盛，在国际会议上做学术报告；担任国家中医药管理局重点专科心痹协作组组长，牵头制订全国心痹中医诊疗方案及临床路径；担任全国中西医结合心血管专业委员会双心学组组长，牵头制定《双心疾病中西医结合诊治专家共识》，被《中医内科学》（上海科技出版社）教材引用。

科研方面，在冠心病、慢性心衰、高血压、双心疾病等领域进行系列基础及临床研究，主持国家自然科学基金项目三项，省社会发展重点项目一项，省部级、厅局级课题 10 余项，发表 SCI 文章 20 余篇，核心期刊论文 60 余篇，主编专著两部，副主编三部，主审中医教材一部；自主研发一系列疗效确切的中医特色制剂"针箭颗粒""抗栓Ⅰ号""强心合剂"等；获省中医药科技进步一等奖一项，省科技进步三等奖两项。

（二）

辽宁省名中医

宫丽鸿

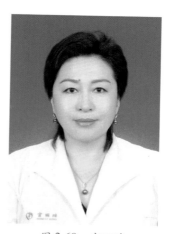

图 2-68　宫丽鸿

宫丽鸿（图2-68），主任医师，三级教授，中西医结合医学博士，博士研究生导师，国医大师张静生学术思想继承人，辽宁省名中医，特聘教授，辽宁省心脑血管病重点实验室主任等。兼任中华中医药学会心血管病分会常委、介入心脏病学分会常委；中国中医药信息学会心脏康养分会副会长；辽宁省中医药学会心血管病专业委员会主任委员等。主持课题 20 余项，获科技进步奖 10 项；发表论文 100 余篇；主编著作 10 本；发明专利 3 项。擅长治疗心律失常，冠心病，慢性心衰及介入治疗等。

（三）

江苏省名中医

顾宁

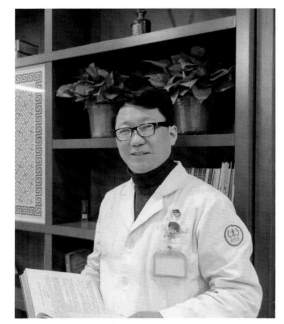

图 2-69　顾宁

　　顾宁（图2-69），江苏省名中医，南京中医药大学附属南京中医院心血管科主任，主任医师，教授，医学博士，博士研究生导师，江苏省中医药领军人才，全国百名杰出青年中医，中华中医药学会科技之星，国家中医药管理局重点专科学科带头人，江苏省中医药学会心系疾病专业委员会副主任委员，江苏省老中医药专家学术经验继承工作指导老师，江苏省名老中医传承工作室指导老师。既有正规高等医学院校教育背景，又有家传影响与跟随名医学习的经历，出生于中医药世家，师从国医大师周仲瑛。

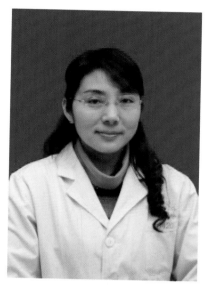

图 2-70　何德英

（四）

重庆市名中医

何德英

何德英（图 2-70），重庆市名中医，主任中医师，曾担任重庆市中医院心血管内科主任 10 余年，目前任老年病科主任，重庆英才·名家名师（2021 年入选），硕士研究生导师，成都中医药大学第四临床医学院老年病学研究室主任，重庆市市级中医药专家学术经验继承工作指导导师，重庆市市级名老中医药专家传承工作室老中医专家，重庆市高级职称评审专家。担任中华中医药学会心血管病分会常务委员、中华中医药学会老年病分会委员、中华中医药学会介入心脏病学分会委员；重庆市中医药学会老年病专业委员会主任委员；重庆市医院协会老年医学管理专业委员会副主任委员；重庆市老年医学联盟副理事长；重庆市中医药学会络病专业委员会副主任委员；重庆市中医药学会常务理事；重庆市中医药行业协会名中医分会常务委员；重庆市中西医结合学会心力衰竭及心脏康复专业委员会常务委员；重庆市医学会老年病分会委员；全国执业医师技能考试重庆考区首席考官；担任中医临床杂志编委。在国家级及省市级核心期刊发表论文 20 余篇，主研省部级、市级科研课题 10 余项，担任 3 项重庆市科委及市卫健委科研课题负责人。曾获得重庆市中医药科技成果三等奖。

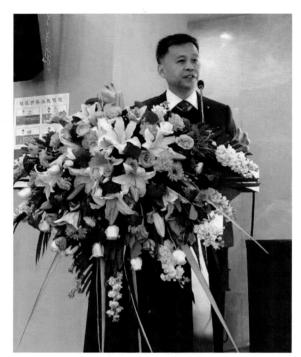

图 2-71　刘超峰

（五）
陕西省名中医
刘超峰

　　刘超峰（图 2-71），国医大师雷忠义学术经验继承人，一级主任医师，陕西省中医医院原心内科主任，"西部之光"访问学者，陕西省有突出贡献专家，陕西省名中医，获"三秦人才津贴"，硕士研究生导师，陕西省第五批名中医师带徒导师。中华医学会中医药学会心病分会常委，陕西省中医药学会、中西医结合学会心血管专业委员会副主任委员兼秘书；陕西省医学会心血管专业委员会委员。主要从事中医、中西医结合对心血管疾病的预防、诊疗、康复的研究；名老中医学术经验的整理继承。曾主持省部级科研课题 5 项，主持或参与中药新药研究 30 余项，发表论文 30 余篇，参编专著 4 部，曾获陕西省科技成果二等奖。退休后在深圳市宝安纯中医治疗医院工作至今。

（六）
首都名中医
刘如秀

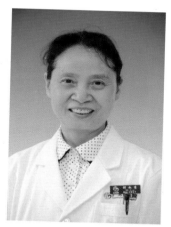

图 2-72　刘如秀

　　刘如秀（图 2-72），广安门医院心内科主任医师，博士研究生导师，首都名中医，国医大师刘志明首批学术继承人，擅长中西医结合治疗各类心律失常、冠心病、高血压等重大疑难病症。

　　现任世界中医药学会联合会老年医学专业委员会副会长，肿瘤心脏病学组特聘专家、中华中医药学会和中西医结合学会心血管分会委员。主研国家及北京自然科学基金、国家中医药管理局等课题 18 项，发表国内、国际论文 200 余篇，主编专著 4 部，发明专利 2 项，获北京市科技进步奖、中华中医药学会及中国中医科学院科学技术奖共 5 项。

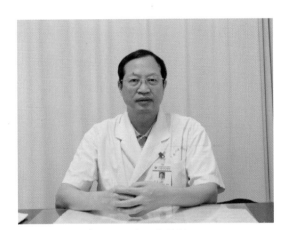

图 2-73　卢健棋

（七）

广西名中医

卢健棋

卢健棋（图2-73），1963年10月出生，广西平南人。1985年毕业于广州中医学院，现为广西中医药大学第一附属医院副院长，主任医师，二级教授，博士研究生导师，博士后合作导师，第二批广西名中医，2022年广西岐黄学者培养对象。现任国家中医心血管病临床医学研究中心分中心主任，中华中医药学会心血管病分会副主任委员，世界中医药学会联合会高血压专业委员会、动脉粥样硬化疾病专业委员会副会长，广西中医药学会心血管专业委员会主任委员等。

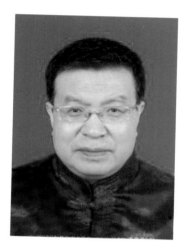

图 2-74 牛天福

（八）
山西省名中医
牛天福

　　牛天福（图 2-74），主任医师，山西省名中医，硕士生导师。现任山西省中医院心血管科主任。山西中西医结合学会心血管病专业委员会主任委员；中华中医药学会心血管病专业委员会副主任委员；山西省首批跨世纪青年学科带头人，山西省委联系的高级专家，任《中西医结合心脑血管病杂志》编委。发表论文 42 篇，出版论著 6 部，获省部级科技进步二等奖 2 项，三等奖 5 项，创立了气血络脉分治疗心血管病的新理念，培养研究生 21 名。

（九）
福建省名中医
沈宗国

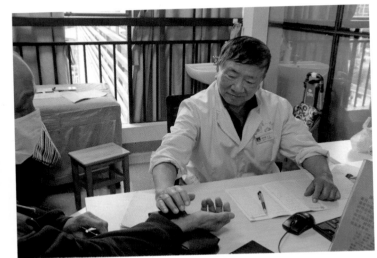

图 2-75　沈国宗

　　沈宗国（图 2-75），福建中医药大学附属人民医院心血管科主任医师，教授，福建省名中医，硕士研究生导师，福建省老中医药专家学术经验继承工作指导老师。原福建省中医理论研究会副主任委员。从事临床医学工作 50 多年，自创研制的"畅脉饮"治疗心血管疾病疗效显著。"畅脉饮"参加"1983 ～ 1993 福建中医药科技成果展示交易会"。如今虽年过八十，仍坚持定期门诊。擅长经方古为今用，是一位医德医术并举的名老中医。

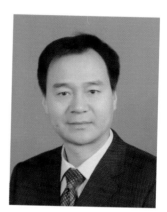

图 2-76　王显

（十）
陕西省名中医

王显

　　王显（图 2-76），医学博士，博士后，主任医师，博士研究生导师。全国卫生先进工作者，首都名中医，陕西省"三秦学者"创新团队执行负责人，陕西省名中医。现任北京中医药大学东直门医院院长、党委副书记，北京中医药大学心血管病研究所所长，国家中医药管理局心脉病证益气活血重点研究室主任。

　　擅长心血管疾病介入治疗及心血管疾病急危重症的诊断与中西结合治疗，累计完成冠脉支架置入和先心病封堵等心脏介入手术近 8000 例，带领团队完成我国中医系统首例经导管主动脉瓣膜置换（TAVI）。在学术界创新性提出心脉病证"络风内动"病机理论，首次针对治疗心脉病证"风药"进行分类，初步建立络风内动病证结合动物模型，在络风内动理论指导下研发中药单体涂层球囊及中药单体涂层支架，获得授权专利 11 项，发表学术论文 200 余篇。

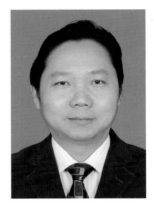

图 2-77　吴伟

（十一）

广东省名中医

吴伟

吴伟（图 2-77），教授、博士研究生导师，广东省名中医，广东省高校教学名师，广东省特级教学名师，国医大师邓铁涛教授学术继承人。现任广州中医药大学第一附属医院大内科主任，内科学教研室主任。教育部本科一流课程《中医内科学》负责人。主编"十三五""十四五"《中医内科学》本科生、研究生教材 5 部。主持和参与国家自然科学基金课题 4 项，主编或参编著作 15 部，发表学术论文 285 篇。擅长治疗心血管疑难复杂疾病及危险因素管控，擅长冠脉介入及起搏器植入技术。

（十二）
首都中青年名中医
姚魁武

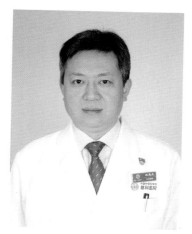

图 2-78　姚魁武

　　姚魁武（图 2-78），中国中医科学院眼科医院党委副书记，主任医师，博士研究生导师，享受国务院政府特殊津贴，北京市"首都中青年名中医"。中华中医药学会心血管病分会副主任委员兼秘书长。入选国家百千万人才工程，获得"国家有突出贡献中青年专家"，是首届"中央国家机关青年五四奖章"获得者。全国中医药行业高等教育"十四五"规划教材《中西医结合内科学》副主编。先后主持多项国家级课题，荣获包括国家科技进步二等奖在内的省部级以上奖励 16 项。

（十三）
广东省名中医
叶穗林

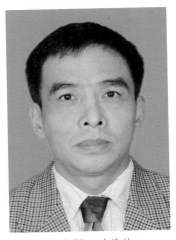

图 2-79　叶穗林

叶穗林（图 2-79），广东省名中医，现任广州医科大学附属中医医院心血管内科学科带头人、二级主任中医师，广州中医药大学教授，广州医科大学教授、硕士研究生导师、广东省中医优秀临床人才。现任广东省中医药学会心血管专业委员会副主任委员、内科专业委员会副主任委员，广东省中西医结合学会高血压专业委员会副主任委员等。主持参与广东省中医药局等各级科研课题及临床研究共 20 多项，主编学术专著 1 部、参编 3 部，发表学术论文 20 余篇。

从事中医内科及心血管内科医、教、研工作四十年，具有多年丰富的临床经验和较深的中医学术造诣。擅长应用中医理论指导、运用中医及中西医方法治疗心血管常见疑难疾病。

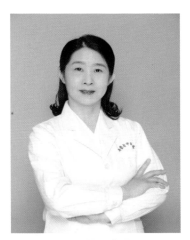

图 2-80　张晶

（十四）
内蒙古自治区名中医
张晶

　　张晶（图 2-80），主任医师，硕士研究生导师。内蒙古自治区名中医，内蒙古自治区名老中医药专家学术继承工作指导老师。中华中医药学会心血管病分会常务委员。内蒙古自治区中医药学会理事。内蒙古中医药学会心病分会主任委员。内蒙古中医药学会络病分会副主任委员。中国民族医药学会身心医学分会常务理事。国家中医心血管病临床医学研究中心内蒙古分中心常务副主任。国家重点专科、自治区领先学科学术带头人。获省科技进步二等奖、民族医药科学技术奖多项；兼任《内蒙古中医药》《内蒙古医学》杂志编委。

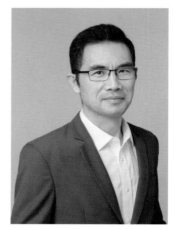

图 2-81　赵海滨

（十五）
首都中青年名中医
赵海滨

　　赵海滨（图 2-81），首都中青年名中医，医学博士，博士研究生导师，中华中医药学会及北京中医药学会心血管专业委员会常务委员。主持参与国家及省部级课题 20 余项，获中华中医药学会科技进步二等奖 1 项，培养博士、硕士研究生 30 余名。共发表中文核心期刊 100 余篇，SCI 收录 10 篇，累计影响因子共 50.78。长期致力于"双心疾病"的研究，提出中医"双心学说"，认为"血脉之心"与"神明之心"，生理相依，病理互损。强调辨证辨病相参，以证统病，先证后病，医理互促。

（十六）
陕西省名中医
赵明君

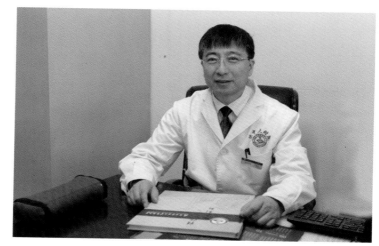

图 2-82　赵明君

　　赵明君（图 2-82），中医内科主任医师，陕西省名中医，硕士研究生导师。现任陕西中医药大学附属医院心血管一科主任、国家中医药管理局心血管重点专科学科带头人等；兼任中华中医药学会心血管病分会常务委员，陕西省中医药学会心血管病专业委员会主任委员等职。擅长中西医结合治疗冠心病、高血压、心力衰竭、心律失常等疾病。主持省部级课题 2 项，主持和参与新药临床研究 10 余项，主编出版医学专著 8 部，发表论文 80 余篇，获科技成果奖 10 项。

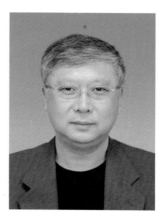

图 2-83　赵英强

（十七）

天津市名中医

赵英强

　　赵英强（图2-83），天津中医药大学第二附属医院心内科，主任医师，教授，博士研究生导师，第三批全国中医优秀临床人才，天津市名中医，担任中华中医药学会心血管专业委员会常务委员，中国中西医结合学会活血化瘀专业委员会常务委员，中国医师协会中西医结合专业委员会常务委员；天津市中西医结合学会心血管专业委员会名誉主任委员，天津市中医药学会心血管专业委员会副主任委员，天津市中医药学会内科分会副主任委员。承担重点研发计划中医药现代化重点专项课题，国家自然科学基金课题，博士后基金课题，天津市科委重点课题，天津市教委课题及天津市卫健委中西医结合课题等，获得天津市科委三等奖三项，中西医结合学会科技进步奖三等奖两项，中华中医药学会科技进步奖二等奖一项。

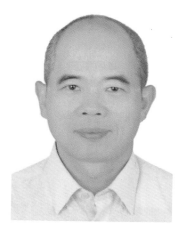

图 2-84 邹旭

（十八）
广东省名中医

邹旭

邹旭（图 2-84），教授，主任医师，博士研究生导师，广东省中医院重症医学科大科主任，广东省中医院胸痛中心主任，作为国务院联防联控机制专家组成员驰援多地抗疫。国医大师邓铁涛学术经验继承人，第二届全国杰出青年中医，第三批全国优秀中医临床人才，广东省名中医。提倡心血管病"阴阳分治""痰瘀互结"，倡导"调脾护心"，确立"温阳益气、活血化痰"是心衰主要治疗原则，牵头制订了慢性心衰中医诊疗方案，构建慢性心衰中西医结合临床路径。获中央文明办"中国好医生"称号。

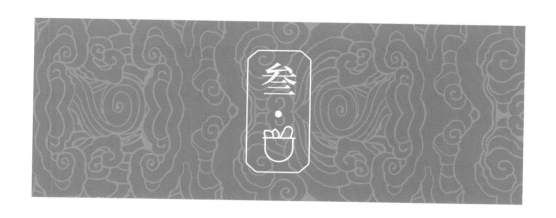

| 第三章 |

优秀团队

中医心血管病领域充满生机活力和创新精神，其所取得的发展与成就离不开一代代中医心血管人初心不改、砥砺前行的坚定勇气，更离不开一个个优秀团队的精诚协作。地域、文化有差异，创新、进步无止境，历经摸索与奋斗，中医心血管团队绽放于华夏大地，在疾病的临床与基础研究等方面累创新高，引领学术不断进步。

一、国家中医临床医学研究中心、国家中医临床研究基地、国家区域中医（心血管）诊疗中心

——中国中医科学院西苑医院

　　中国中医科学院西苑医院心血管科（图 3-1）创建于 1960 年，是我国最早成立的中医心血管病专科，2018 年入选国家区域中医（心血管）诊疗中心。现为国家临床重点专科，国家中医药管理局中医心血管病重点学科、重点专科，冠心病血瘀与活血化瘀重点研究室，国家临床药理试验基地，世界中医药学会联合会心血管病专业委员会、中国中西医结合学会活血化瘀专业委员会挂靠单位，2019 年，获批首批国家中医临床医学研究中心，2021 年，以心血管学科为龙头，获批（首批）国家区域中医医疗中心试点单位、（首批辅导类）国家中医医学中心创建单位。

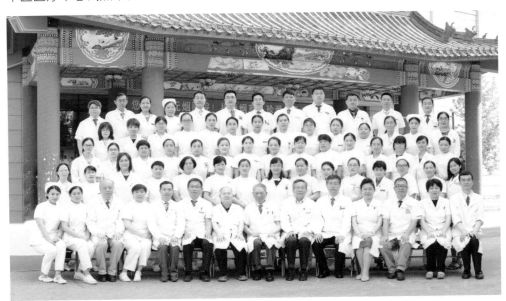

图 3-1　中国中医科学院西苑医院心血管科团队

　　国家中医心血管病临床医学研究中心，是以中国中医科学院西苑医院心血管病中心为主体，联合西苑医院基础医学研究所、临床药理研究所及中国中医科学院中

医临床基础医学研究所、中医药信息研究所申请的第四批国家临床医学研究中心，中心主任为国医大师陈可冀院士。

　　在陈可冀院士等国内外著名老专家的带领下，国家区域中医（心血管）诊疗中心全体人员以临床医疗为核心，科研为导向，在传承基础上不断创新。中心现有院士／国医大师 1 人，博士研究生导师 14 人，具有博士学位的医师达 85% 以上，2014 年荣获全国专业技术人才先进集体称号。中心配备血管造影仪、128 排螺旋 CT、心肌核素扫描、多导电生理仪等先进诊疗设备，也是国内率先开展心脏病介入治疗、起搏器植入的三甲中医院之一。在现代先进诊疗基础上，突出中医特色，中西医优势互补，在心血管常见病、危重病诊治方面取得显著疗效，相继承担"六五"——"十二五"科技攻关及支撑计划、973、国家重点研发计划等国家重大课题，主持制定冠心病中医辨证标准、血瘀证诊断标准等行业标准，研制出精制冠心片、精制冠心颗粒（冠心 II 号）、愈心痛胶囊、宽胸气雾剂等有效中药新药，发表学术论文 1000 余篇，SCI 收录 300 余篇，获得国家及省部级成果奖 20 余项，"血瘀证与活血化瘀研究"荣获中医药领域首个国家科技进步一等奖，极大地推进了中医药行业的进步。

二、教育部创新团队、国家中医药传承创新团队、国家中医临床研究基地、国家区域中医（心血管）诊疗中心

——天津中医药大学第一附属医院

　　天津中医药大学第一附属医院心血管科（图 3-2）奠基于 20 世纪 50 年代，历经名老中医董晓初先生、国医大师阮士怡教授、国医大师张伯礼院士、全国名中医毛静远教授，以及岐黄学者张军平教授等为代表的中医专家不懈努力，目前已成为国家中医药管理局重点学科、重点专科，2008 年被批准成为国家中医临床研究基地（冠心病），2012 年入选教育部"创新团队发展计划"并于 2016 年获得滚动支持，2017

年学科被评为"全国卫生计生系统先进集体"，2018年成为国家区域中医（专科）诊疗中心，牵头国家重大疑难疾病（慢性心衰）中西医临床协作项目，2020年成为中国高血压达标中心，2021年入选国家中医药传承创新团队，学科影响力不断提升。

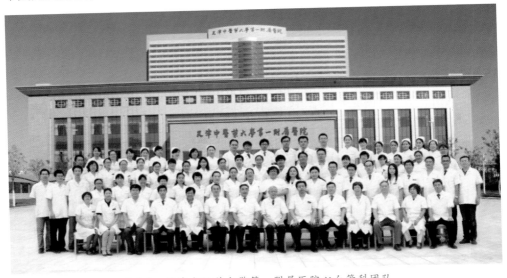

图 3-2　天津中医药大学第一附属医院心血管科团队

学科由门诊、病房、CCU、心脏介入中心、心血管功能研究室、心脏康复中心组成，目前开放病床171张。以冠心病、心力衰竭、高血压病、心律失常等为重点病种，全面开展冠脉介入诊疗、心律失常射频消融、永久起搏器植入等心血管介入诊疗技术，拥有相关特色中药院制剂12种，积极开展中医心脏康复。

目前拥有院士1人、国医大师1人、全国名中医2人、岐黄学者2人、"百千万人才工程"国家级人选1人、享受国务院政府特殊津贴专家3人及省部级人才多名，2012年入选教育部"创新团队发展计划"，2021年入选国家中医药传承创新团队。发起成立了全国冠心病中医临床研究联盟、华北地区中医心血管专科联盟，形成了100家单位以上的医、教、研、产协同研究网络。先后承担了"十一五""十二五""重大新药创制"等国家级、省部级项目40余项。基于相关科研成果，不断优化完善重点病种中医诊疗方案，牵头制定了《慢性心力衰竭中医诊疗专家共识》《中成药治疗冠心病临床应用指南》《中成药治疗心力衰竭临床应用指南》等标准规范。连续召开全国冠心病中医临床研究联盟学术会议11次，在行业内产生了较大学术影响。

三、国家中医临床研究基地
——长春中医药大学附属医院

　　长春中医药大学附属医院心病中心（图3-3）始建于1988年，历经多年建设发展，目前在邓悦教授的带领下，已成为国家中医心血管病临床医学研究中心分中心，吉林省中医心血管病临床医学研究中心，国家中医药管理局心血管病重点专科、重点学科，冠心病国家中医临床研究基地，卫生部重点专科，国家食品药品监督管理局中药新药临床试验机构，吉林省卫生厅心血管病重点实验室，吉林省中医药管理局重点学科、重点研究室、三级实验室。本中心也是中医临床研究基地冠心病重点病种研究单位，构建了"痰瘀伏邪病因"治疗冠心病稳定性心绞痛诊疗方案，完成了国际注册22个中心1100例的队列研究，660例随机对照研究，并将冠心病中医治疗方案在全国40余家单位推广应用；完成了病证结合血管重建术后冠心病中医特色干预方案，建立了血管重建术后冠心病辨证分型诊断标准，并在全国63家单位推广应用。中心是集医疗、教学、科研、康复、预防为一体的心病诊疗中心，现有医护教研人员67名，其中首届全国名中医1名，终身教授1名，教授6名，副教授6名。拥有博士研究生导师4名，硕士研究生导师7名，博士5名，硕士24名，全部医生均为硕士以上学历，形成了以博导为学术带头人，教授、副教授为学术骨干的老、中、青相结合的医疗队伍。

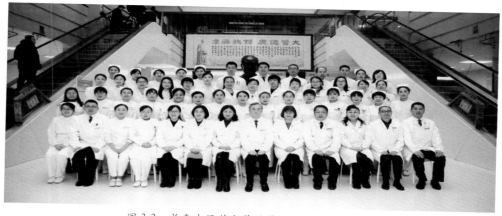

图3-3　长春中医药大学附属医院心病中心团队

四、国家中医临床研究基地、国家区域中医（心血管）诊疗中心
——山东省中医院（山东中医药大学附属医院）

山东省中医院（山东中医药大学附属医院）（图 3-4）是国家区域医疗中心输出医院，连续三年在全国公立中医院绩效考核中位列 A+ 等级，位居山东省首位，2020年度位列全国三级公立中医医院第 6 名，现为国家中医药管理局重点学科、国家中医药管理局重点专科，山东省中医专科专病诊疗中心，拥有心血管病重点研究室 1 个、重点实验室 1 个、省级临床医学研究中心 1 个。

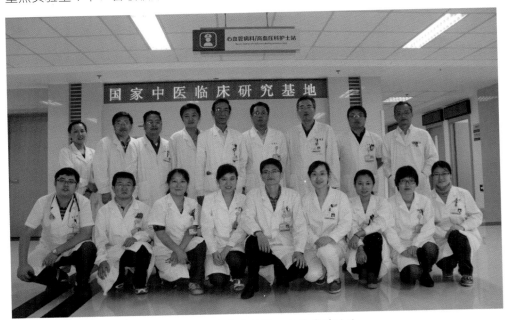

图 3-4　山东省中医院心血管病科团队

山东省中医院提出高血压"肝肾失调"病机理论，构建了"从肝肾论治高血压"的学术思想体系，在国内率先提出中医"血脉"理论指导高血压血管病变防治思路、

方法和技术。建立了高血压病中医相关文献数据库；形成了社区高血压中医综合管理方案和高血压中医功能社区的建设与管理新模式；形成了提高收缩压和脉压达标率的中医药综合降压方案，并为高血压病的诊疗指南提供了高级别循证证据；牵头制定国家中医药管理局发布的《眩晕（高血压病）主攻病种中医临床综合诊疗方案》和《眩晕病（原发性高血压）中医门诊临床路径（试行）》；主持编写《中医药防治高血压专家共识（草案）》；获得了 4 个治疗高血压的医疗机构制剂，发明专利 2 项。高血压病研究的所在专业通过 SFDA 资格认证；高血压血脉理论及应用重点研究室通过国家中医药管理局验收。

山东中医药大学附属医院心血管病诊疗中心已经与山东省内 20 余家单位及省外多家单位签订科研、医疗合作协议及帮扶、对口支援协议，利用自身优势，成为区域内心血管疾病的领军医院。

五、国家中医临床研究基地
——中国中医科学院广安门医院

中国中医科学院广安门医院心血管科（图 3-5）是国家中医药管理局重点学科、重点专科建设单位、国家中医药管理局临床研究示范基地、中央保健建设基地、中华中医药心病学会挂靠单位。近 5 年学科承担 47 项国家及省部级科研课题，先后获得国家科学技术进步二等奖及省部奖 12 项、专利授权 20 余项，编制行业标准及指南 13 项，论著 20 余部。团队以王阶为学科带头人，胡元会、李军为后备学科带头人，拥有国医大师刘志明，全国名中医、岐黄学者首席科学家王阶，名老中医徐承秋、张大荣、周玉萍、高改地，"岐黄学者"和全国名老中医师承导师胡元会、刘如秀，在职人员 34 人，包括主任医师 9 人，副主任医师 10 人，主治医师 6 人，博士学位占 92%。5 年内获得全国中医临床优秀人才 4 人，北京市优才 2 人，北京市科技新星 2 名，中华中医药学会托举人才 2 人。团队制定的《冠心病心绞痛中医诊疗指南》为中华中医药学会心病分会行业标准，并转化为国际指南；"冠心病病证结合证治体系的建立及应用"获 2013 年国家科技进步二等奖；冠心病"痰瘀滞虚"理论创新及临床应用"获 2019 年中华中医药学会科学技术奖一等奖；"心力衰竭中医药多学科交叉创新团队"获 2022 年国家中医药管理局中医药创新团队称号。

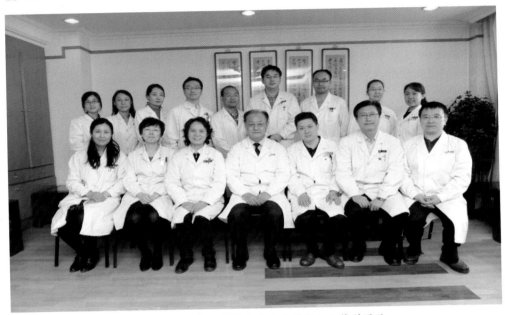

图 3-5 中国中医科学院广安门医院心血管科团队

六、国家中医临床研究基地、国家区域中医（心血管）诊疗中心
——广州中医药大学第一附属医院

广州中医药大学第一附属医院心血管科团队（图 3-6）依托国家中医临床研究基地（心衰病）、国家重点学科中医内科学学科、国家区域中医（心血管）诊疗中心、慢性心力衰竭中医药防治重点实验室、广东省教科文卫工会劳模和工匠人才创新工

作室"冼绍祥创新工作室"等平台，通过培养和引进高层次人才，组建拥有基础机制研究、研究方法学、中药学、临床研究、药物开发等专业背景，以慢性心力衰竭中医药防治为研究重点的国内一流团队。通过深入开展慢性心衰的机制研究、创新中医理论、制定标准、研制新药、传承经验和挖掘技术提升心衰的基础研究水平、中医诊疗和临床研究水平。

团队培养教育部长江学者1人，中华中医药学会中青年创新人才1人、广东省杰出青年医学人才2人，全国中医临床优秀人才培养对象1人、广东省千百十人才培养对象1人、中华中医药学会青年人才托举工程培养对象1人、全国老中医药专家学术经验继承人4人。现有研究团队57人，其中正高20人，副高17人，高级职称占64.9%；45岁以下36人，占63.2%；博士30人，硕士18人，占84.2%。团队成员专业覆盖临床医师、医学技术人员、研究方法人员和基础研究人员，结构合理。

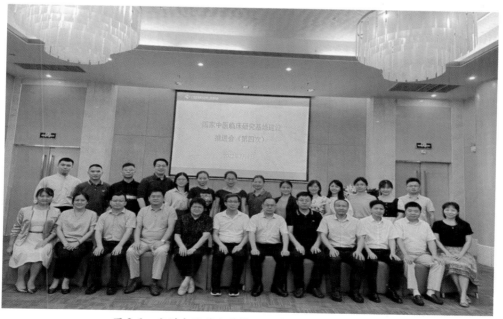

图 3-6　广州中医药大学第一附属医院心血管科团队

七、国家中医临床研究基地
——河南省中医院（河南中医药大学第二附属医院）

　　该团队建于 20 世纪 70 年代，由著名中医心病专家孙建芝、毛德西教授创建，2014 年获批河南省创新型科技团队，现已形成一支以王振涛、韩丽华教授为带头人的年龄、职称、学历、学缘、知识结构合理的学术队伍（图 3-7）。拥有享受国务院政府特殊津贴专家、卫生部有突出贡献中青年专家、河南省政府特殊津贴专家、河南省名中医、河南省科技创新人才、河南省高校杰出科研人才、河南省高校新世纪优秀人才、郑州市科技领军人才等。

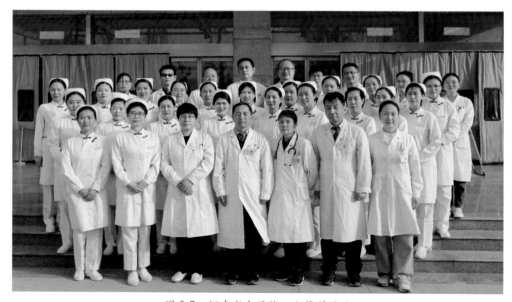

图 3-7　河南省中医院心血管科团队

　　本研究团队拥有中医药治疗病毒性心肌炎、扩张型心肌病的研究，中医药治疗心力衰竭及其相关冠心病的研究，以及中医药治疗心律失常的研究三个稳定的研究方向。目前为国家临床重点专科（中医专业）、第二批国家中医临床研究基地重点病种（扩张型心肌病）建设单位、国家中医药管理局重点专科、国家中医药管理局重点学科、国家中医药管理局病毒性心肌炎益气养阴重点研究室、国家中医药继续教育基地、国家标准化心脏康复中心、国家中医药管理局重点中医专科肺心病协作组组长单位、国家中医药管理局重点中医专科病毒性心肌炎协作组副组长单位、河南省重点中医专科、河南省十大中医名科、河南省科技创新团队、河南中医药大学博士学位授权点、河南省心血管疾病临床医学研究中心等。

八、国家区域中医（心血管）诊疗中心
——成都市中西医结合医院

　　成都市中西医结合医院心血管内科（图 3-8）是国家中医药管理局"十一五"重点专科、四川省中医药管理局中西医结合重点专科、成都市医学重点学科，建有国家中医药管理局科研（二级）实验室"心血管功能实验室"和成都市重点实验室"心电诊断实验室"。是四川省住院医师规范化培训内科二级基地。在医院南、北两区建有三个病区，设有 CCU、心血管疾病研究室、无创心功能检查室、心电诊断实验室和心脏介入导管室。先后承担国家中医药管理局、中医药行业科研专项、国家"十一五"支撑项目、成都市科技局重大惠民项目及多项省市级科研项目。参与 ADVANCE、HYVET、ONTARGET、FEVER、ACE、CHIEF 等多项国际国内多中心研究。在高血压、冠心病、心力衰竭、心肌病等疾病的中西医结合诊疗方面处于国内一流水平。明确了高血压（眩晕）、冠心病（胸痹）、慢性心功能不全（心衰病）为中西医结合优势病种，制定诊疗方案。心衰诊疗方案被纳入国家中医药管理局"十一五心衰协作组"制定的诊疗方案。参与卫生部和国家中医药管理局中医临床路径工作。科室拥有先进的介入诊疗技术，长期开展冠心病、心律失常、先天性心脏病、心脏瓣膜病等各项介入诊疗，省内首家开展经冠脉自体骨髓干细胞移植术。建立了区域远程心电血压诊断中心。承担成都中医药大学、西南医科大学、川北医学院等医学院校的教学和科研任务，拥有多名硕士研究生导师，带教师资充足。

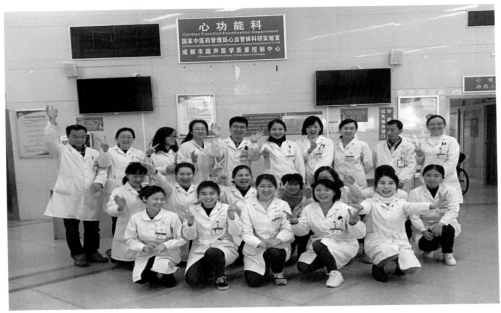

图 3-8　成都市中西医结合医院心血管内科团队

九、国家区域中医（心血管）诊疗中心
——河北以岭医院

　　河北以岭医院中医心血管病科（图3-9）由著名中医心血管病专家吴以岭院士创建，是集临床、科研、教学于一体，具有络病诊疗特色中西医结合科室，科室拥有3个亚专科病区，共计130张床位（含CCU病房19张），占地面积约4800m²，医护人员共计60余人，其中主任医师5人、副主任医师5人、中国工程院院士1人、全国名中医1人，博士3人、硕士16人。被列为国家临床重点专科、国家中医药管理局重点研究室（心脑血管络病）、国家中医药管理局重点与优势学科、国家中医药管理局区域中医诊疗中心（心血管）培育单位。以脉络学说为指导开展心血管专科重大疾病发病机制及有效组方研究，制定诊疗方案，形成胸痹心痛（冠心病）、心悸（心

律失常）和心积心水（心力衰竭）3个优势病种，本院应用诊疗方案干预的优势病种
患者在中医证候、疾病相关疗效指标、生活质量等方面得到明显改善，显著提高了
临床疗效。依托国家区域中医（心血管）诊疗中心建设提升区域辐射力和影响力，
在心血管病种结构、中医临床疗效、中医诊疗技术应用、临床研究、教学培训等方
面取得了丰富经验，充分发挥综合服务能力、人才培养、创新驱动等方面的示范引
领作用，具备较强的区域辐射力和影响力，成为国内中西医结合防治心血管疾病的
示范性基地。

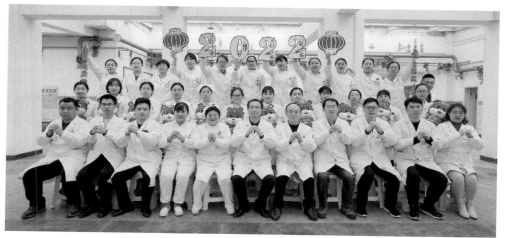

图 3-9　河北以岭医院心血管病科团队

十、国家区域中医（心血管）诊疗中心
——河南中医药大学第一附属医院

　　河南中医药大学第一附属医院心脏中心（图3-10）为国家区域（华中）中医心
血管病诊疗中心、国家临床重点专科（中医专业）、国家中医重点专科、国家中医
心血管病临床医学研究中心分中心、全国胸痛中心示范基地，中华中医药学会心脏
介入培训基地，河南省心血管疾病临床医学研究中心，河南省科技厅创新型科技团队。

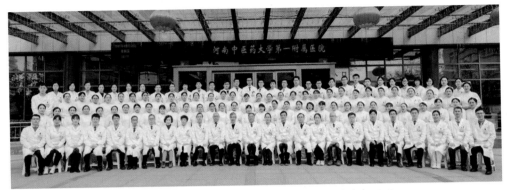

图 3-10　河南中医药大学第一附属医院心脏中心团队

近年来，重点围绕心力衰竭、冠心病、心律失常等心血管疾病，在证候诊断、治疗方案、疗效评价、健康管理、中药制剂及新药研发、中医药作用机制、康复技术等方面进行研究，取得了显著成绩。主持国家重点研发计划、国家科技支撑计划、"973"计划、国家自然科学基金重点项目等国家级项目 / 课题 33 项、省部级课题 20 项。主持 / 参与国内多中心随机对照临床研究 78 项，其中包括高质量国内多中心临床注册研究 17 项。获得国家科学技术进步二等奖 1 项，省部级科技进步一等奖 5 项、二等奖 5 项。获得发明专利及著作权 51 项，研制中医健康管理指南 3 项，参与研制诊疗指南 / 专家共识 35 项，获新药临床批件 1 个、国家新药证书 2 个、院内制剂 8 个。发表学术论文 430 篇，其中 SCI 收录 18 篇，中文核心期刊 148 篇。出版著作 73 部，其中学术论著 70 部、教材 3 部。

十一、国家区域中医（心血管）诊疗中心
——江苏省中医院

江苏省中医院心血管科（图 3-11）为国家中医药管理局全国区域诊疗中心、国家中医药管理局中医心病学重点学科、心血管重点专科、高血压育阴潜阳重点研究室、心痹协作组组长单位，江苏省中医心血管示范专科组长单位、SFDA 国家药物临床试

验机构专业科室、南京中医药大学中医内科和中西医结合临床专业的博士点和硕士点、江苏省中医药学会心系病专业委员会和中西医结合学会心血管病专业委员会主任委员单位。

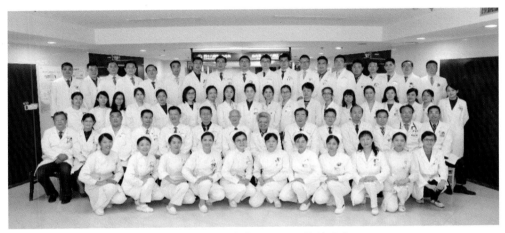

图 3-11 江苏省中医院心血管科团队

江苏省中医院（江苏省中医临床研究院）高血压防治研究所成立于 2015 年，2016 年、2021 年相继获批国家中医药管理局的高血压育阴潜阳重点研究室、江苏省中医高血压病临床医学创新中心建设单位。团队现有全国名中医 1 名、岐黄学者 1 名、国家重点研发计划"中医药现代化"专项首席科学家 1 名、全国老中医药专家学术经验继承工作指导老师 2 名、江苏省名中医 2 名、江苏省中医药领军人才 2 名。

方祝元教授研究团队以"未病先防、既病防变和已病防衰"的高血压全程防治理论为指导，在中医药防治高血压肾损害、高血压心力衰竭、高血压代谢障碍、高血压脑小血管病变和高血压流行病学五大领域开展科研攻关，不仅应用中医药的理论和方法降低了高血压的致残率和致死率，还逐步形成了中医药全程防治高血压及靶器官损害的循证医学证据链，数万名患者从中获益，团队主持完成的高血压的中医药防治策略首次被纳入《国家基层高血压防治管理指南》。

目前团队成员已培养研究生、博士后及学术经验继承人 100 余名，以第一或通讯作者发表学术论文 200 余篇，主编《中医内科学》等教材及论著 10 余部。获得江苏省创新争先奖、江苏省科技创新发展奖先进个人、江苏省科学技术一等奖及江苏省教学成果一等奖。

十二、国家区域中医（心血管）诊疗中心
——江西中医药大学附属医院

江西中医药大学附属医院心血管科（图3-12）是国家临床重点专科、国家中医药管理局重点专科、国家中医药管理局重点学科、国家中医药管理局国家区域治疗中心、国家中医药管理局动脉粥样硬化（脉痹）协作组组长单位、国家中医药管理局国家重大疑难病（冠脉血运重建后心绞痛）中西医临床协作牵头单位、江西省心血管疾病中医临床医学研究中心，拥有江西省中医心血管病重点实验室。目前主要有五大研究方向：眩晕辨病辨证规律及证治规范化研究、充血性心力衰竭中医临床及实验研究、中医经典与名家的学术传承研究在心系疾病中的应用、脉痹辨治研究和胸痹心痛辨治研究，团队进行了临床、基础及实验研究，获得省部级及国家级课题50项、市厅级课题60项、撰写论文400余篇、论著20本，制订中医临床路径7项，主持参与制定相关专家指南/共识十余个，承担国内多个学会的主任/副主任委员单位，获得国家发明专利5项，拥有3个计算机软件著作权，培养博士后2名、博士研究生13名、硕士研究生200余名，培养了一批优秀的中医人才，推动了行业发展和建设，不断提升科室临床及科研水平，是开放性的临床教学科研基地及国内外学术交流和合作基地。

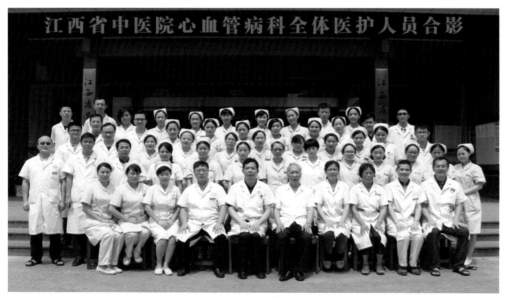

图3-12　江西中医药大学附属医院心血管科团队

十三、国家区域中医（心血管）诊疗中心
——辽宁中医药大学附属医院

　　辽宁中医药大学附属医院心血管科（图3-13）由门诊、病房、CCU、心脏介入中心、冠心病研究室、心脏康复中心等组成。下设冠脉病专科、心衰病专科、心律失常专科、高血压病专科、心脏康复专科等五个亚专科。中心坚持专科化、特色化，发挥中医药特色优势，辨证与辨病结合、治标与治本结合，祛病求因、调整阴阳，改善机体功能，是一个具有鲜明中医特色、突出中西医结合、结构完整、设施精良、治疗技术先进，集医、教、研于一体的重点专科。中心优势病种疗效显著，包括胸痹心痛（冠心病心绞痛）、心衰病（心力衰竭）、卒心痛（冠心病血运重建后心绞痛）、眩晕（高血压病）、结脉证（缓慢性心律失常）等，在国内居领先水平。中心设有冠心病心绞痛穴位贴敷、动脉粥样硬化筛查、耳穴压籽等特色疗法，并同步开展国内外经皮冠脉介入治疗、心律失常射频消融术及房颤经导管消融术、先心病介入封堵术等最先进的医疗技术。中心不仅具备先进的医疗水平，同时也凝聚了高水平的人才队伍。中心学术带头人为973首席科学家，团队现有国家名中医1人，全国中医（临床）优秀人才3人，第六批全国老中医药专家学术经验继承工作指导教师3人、继承人7人，辽宁省名中医7人，高级职称40人，博士研究生导师12人，硕士研究生生导师21人。

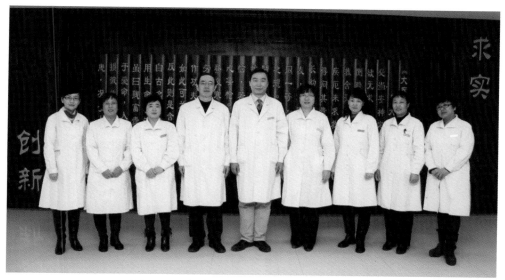

图3-13　辽宁中医药大学附属医院心血管科团队

十四、国家区域中医（心血管）诊疗中心
——新疆维吾尔自治区中医医院

　　血脂异常与动脉粥样硬化学组（以下简称学组）是中华中医药学会心血管病分会下属学组，创建于"十一五"期间，组长为新疆医科大学安冬青教授，组员由来自全国各顶尖医院的专家 70 余人组成。学组多次举办线上 - 线下学术交流会，并针对血脂异常和动脉粥样硬化的中西医结合治疗研究及临床应用研究等相关领域进行学术交流与讨论，牵头制定了国家中医动脉硬化和血脂异常治疗临床路径和诊疗方案，并制定修订了《血脂异常中西医结合诊疗专家共识》《动脉粥样硬化中西医结合诊疗专家共识（2017 年）》《动脉粥样硬化中西医防治专家共识（2021 年）》三个共识，拟制定一部临床指南《动脉粥样硬化中西医结合诊疗指南》，率先提出"诊疗"转变为"防治"，转变了长期的观念，强调了防治结合的必要性，对临床的防治诊疗工作起到了积极的指导作用，为推动心血管疾病防治工作的发展贡献了力量。

　　新疆维吾尔自治区中医医院心血管团队（图 3-14）是国家中医心血管病临床医学研究中心分中心、国家中医区域诊疗中心、国家卫健委临床重点专科、"十五"到"十四五"国家中医药管理局重点专科，是国家中药新药临床试验基地、中国心衰中心认证及示范单位、胸痛中心建设单位、房颤中心认证单位、国家中医药管理局心血管重点专科协作组副组长单位、高脂血症分组组长单位、冠心病分组副组长单位、国家冠心病及心律失常介入培训基地。现有团队成员 95 人，具有博士学历的人员比例 14.7%；心血管团队传承了张绚邦、沈宝藩、火树华、周铭心等名老中医药专家的学术思想，有享受国务院政府特殊津贴专家许力舒、安冬青，第七批全国老中医药专家学术经验继承工作指导老师安冬青、王晓峰；有国家级主任委员 1 个、副主任委员 4 个、委员 37 个，自治区级主任委员 1 个、副主任委员 4 个。建立了一支临床、科研、教学一体化的优秀的中西医结合学术团队。团队中西医临床诊疗特色优势鲜明，牵头制定国家中医临床路径 2 个、中医药团体标准共识指南 6 个；在动脉粥样硬化为基础的高发心血管疾病发病及证候特点的临床与基础研究独具特色，

重点针对冠心病、冠脉血运重建术后、心力衰竭与心脏康复、各种类型心律失常及高血压、高脂血症等相关危险因素开展研究；创立新疆冠心病秽浊痰阻证理论体系，研发出天香丹颗粒、芪红颗粒等十余种确有疗效的院内制剂，并获得专利和临床批件成功转化。培养青年岐黄学者 1 名、博士研究生 22 名、硕士研究生 310 名；代表性学术论文 600 余篇，SCI 收录 20 余篇，最高影响因子 38.1，主编 / 参编专著 20 部，参编教材 8 部。

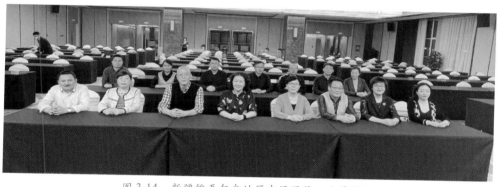

图 3-14　新疆维吾尔自治区中医医院心血管团队

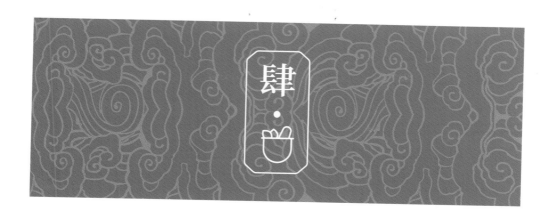

| 第四章 |

科研成果

创新是引领发展的第一动力。在新时代背景下，心血管疾病的高发病率和高死亡率使得心血管疾病治疗领域日渐成为中医药创新研发的主阵地，专家团队为探索我国心血管疾病发病特点、机制及治疗方法，攻克心血管疾病，取得了诸多科研成果，为我国中医药传承创新贡献了智慧和力量。现按获奖等级及时间排序，并介绍如下。

一、科研成果

（一）国家级

1. 中成药二次开发核心技术体系创研及其产业化——2014 年国家科学技术进步奖一等奖

主要完成人： 张伯礼、程翼宇、瞿海斌、刘洋、范骁辉、谢雁鸣、高秀梅、张平、刘霹、王毅、张俊华、康立源、胡利民、任明、张艳军等。

成果简介： 该项目依据我国中药产业发展的实际，结合国际医药产业发展的新趋势，针对影响中药品种做大做强的共性问题，率先提出了对名优中成药进行二次开发的理念和策略，完成了"天津市现代中药大品种群系统开发项目"。项目历时 8 年，课题组完成了 32 个中成药品种二次开发，用实践证明中成药二次开发是一条投入少、见效快、创新驱动中药

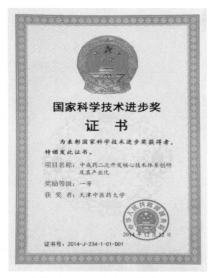

图 4-1　中成药二次开发核心技术体系创研及其产业化——2014 年国家科学技术进步奖一等奖

产业跨越发展的有效途径。该项目采取产学研合作、企业具体实施的模式，充分发挥企业创新主体积极性，引导企业与高等院校、科研单位开展深入合作，加快研究成果的转化应用。主要取得 7 个方面科技创新，从解决中成药品种个性化难题起步，聚焦于突破中成药二次开发共性关键核心技术，开辟了中药制药技术升级路径，并无缝连接实施成果转化，对中药产业提质增效发挥了引领支撑作用。项目具有原创性，拥有自主知识产权，获 19 项发明专利及 7 项软件著作权，提高国家药品标准 8 项；发表论文 150 篇，SCI 收录 91 篇，此项目是中药研究领域产学研结合的典范，对促进我国中医药的发展，推进中药产业技术升级换代起到了重要作用（图 4-1）。

2. 中医脉络学说构建及其指导微血管病变防治——2019 年国家科学技术进步奖一等奖

主要完成人：吴以岭、杨跃进、贾振华、李新立、黄从新、杨明会、曹克将、董强、吴伟康、曾定尹、温进坤、高彦彬、周京敏、魏聪、郑青山等。

成果简介：该奖项为 2019 年医药卫生领域唯一一项国家科技进步一等奖。该项目针对严重危害人类健康的心、脑、（糖）肾微血管病变国际难题，首次系统构建脉络学说，提出其核心内容——营卫理论，形成指导血管病变防治的重大原创理论。出版的《脉络论》专著获 2018 年中华中医药学会学术著作一等奖。脉络学说指导微血管病变系列机制研究揭示"孙络 - 微血管"多维时空动态演变的复杂网络病变规律，揭示了通络改善微血管血流灌注、保护组织细胞、改善脏器功能是治疗心、脑、（糖）肾重大疾病的共性机制，揭示治疗微血管病变核心机制是保护微血管内皮细胞。循证医学研究解决了 AMI 无再流临床难题，为心功能不全伴室性期前收缩提供新药物，填补了窦性心动过缓伴室性期前收缩快慢兼治、整合调律的药物治疗空白，明显提高慢性心衰临床疗效。国家"973 计划"验收意见认为"脉络学说营卫理论形成了指导微血管病变性重大疾病防治的新理论，属于中医药学术研究的原创成果，取得中医药治疗微血管病变重大突破"，"创立了'理论 + 临床 + 新药 + 实验 + 循证'一体化的中医学术创新与转化新模式，将中医传统理论创新与现代科学技术相结合，产生重大原创成果，为中医药传承与创新发展做出示范"（图 4-2）。

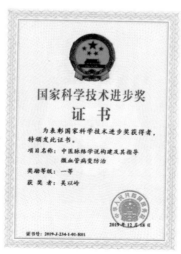

图 4-2　中医脉络学说构建及其指导微血管病变防治——2019 年国家科学技术进步奖一等奖

3. 复方丹参方药效物质及作用机理研究——2004 年国家科学技术进步奖二等奖

主要完成人: 张伯礼、王永炎、高秀梅、商洪才、潘桂湘、王怡、郭利平、孙有富等。

成果简介: 采用药理和化学紧密结合的方法,在饮片、组分及成分三个化学层次上,通过整体、组织、细胞及分子四个药理水平,采用多种模型对复方丹参方的药效物质、配伍配比规律及作用机制进行了较系统的深入研究。在活性导向下进行的化学筛选,明确了复方丹参方的药效物质基础,探索了复方丹参方不同配伍主要化学成分的含量变化,建立了血清药物化学成分的检测方法;建立了基线等比增减设计方法,进行了饮片和有效部位的配伍、配比研究,明确了各种配比的不同功效,优选了最佳配比;进行了作用机制研究,明确了复方丹参方和丹酚酸 B 加强缺血预适应的作用途径、主次靶点及相关规律。该研究说明了复方丹参方治疗冠心病的药效物质和作用机制,初步明确了药效物质与作用机制间的关系,验证了总体假说,诠释了标本同治治则的科学内涵。探索了由经验组方的饮片配伍过渡到在经验基础上,以有效部位配伍结合实验依据,研制现代中药的方法,为名优小复方中成药二次开发提供了一种可借鉴的模式,也为现代中药研制提供了科学依据和相关技术,具有较好产业化前景。其综合评价达到国内领先、国际同类工作的先进水平(图 4-3)。

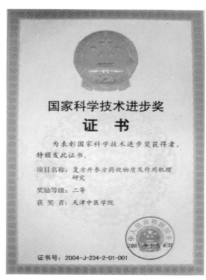

图 4-3　复方丹参方药效物质及作用机理研究——2004 年国家科学技术进步奖二等奖

4. 芪参益气滴丸对心肌梗死二级预防的临床试验——2011年国家科学技术进步奖二等奖

主要完成人： 张伯礼、商洪才、姚晨、刘保延、翁维良、赵玉霞、戴国华、高秀梅、任明、张俊华等。

成果简介： 芪参益气滴丸对心肌梗死二级预防的临床试验研究，是第一个在世界卫生组织（WHO）注册的中医药循证研究；第一个具有自主知识产权的中医药大规模、多中心随机对照临床试验；第一个以心血管事件为终点的心肌梗死中医药二级预防研究。该课题研究技术和方法规范，组织实施严密，研究过程质控严格，数据翔实可靠，经费使用合理，圆满完成了预定任务。该课题研究发现芪参益气滴丸对于心肌梗死二级预防具有与肠溶阿司匹林相似的疗效，建立了中医药循证医学的相关技术和方法，

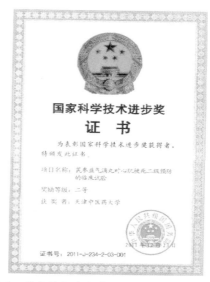

图4-4 芪参益气滴丸对心肌梗死二级预防的临床试验——2011年国家科学技术进步奖二等奖

既符合国际循证医学研究规范，又注重发挥中医药特色，是中医药循证医学研究的范例。课题组通过研究实践，培养了一支中医循证临床研究的人才队伍，建立了中医循证临床研究的科学模式，为促进中医临床研究水平的整体提升将起到重要推动作用。近年来，随着临床试验透明化、药物临床试验管理规范、临床流行病学、循证医学理念和方法陆续深入中医临床研究领域，中医临床研究者的规范意识明显加强。我国建立了中医药循证医学评价中心，积极开展了中医药循证医学相关研究。本次成果，对于进一步规范中医诊断标准和疗效评价指标体系，推动中医药现代化、国际化进程将产生深远的影响（图4-4）。

5.冠心病病证结合证治体系的建立及应用——2013年国家科学技术进步奖二等奖

主要完成人：王阶、姚魁武、朱明军、邢雁伟、何庆勇等。

成果简介：冠心病是全球重大公共卫生问题，介入治疗是里程碑性的进展，但仍不能有效降低远期终点事件。然而目前冠心病证候诊断复杂，证候演变规律不明确，尚缺乏系统证治规范指导。项目组历时20余年，以"病证结合"为切入点，以"证候要素"为突破口，通过多中心10657例冠心病病例资料，先后形成了5个量表和2个临床指南，构建了"证候要素诊断-证候要素演变-基于证据的诊疗指南"冠心病证治新体系，显著提高了临床疗效。创立了以证候要素为基础的冠心病病证结合辨证新体系，提出冠心病证候要素概念，通过5099例冠心病

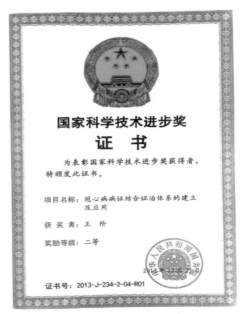

图4-5　冠心病病证结合证治体系的建立及应用——2013年国家科学技术进步奖二等奖

心绞痛的文献病例分析和1069例经冠脉造影证实的冠心病心绞痛病例，提取8个证候要素和6个证候要素组合，构建了冠心病证候要素相关诊断量表，将冠心病证候诊断准确率由76.2%提高至86.9%。揭示了冠心病证候要素演变规律以及中医干预影响，运用生存分析和连续重复测量的方法，研究了202例冠心病患者介入前后835例次多个时点的信息，首次揭示了证候要素演变的规律，明确了中医干预能够使证候要素演变朝着单一证候要素方向发展，形成了《冠心病心绞痛介入前后中医诊疗指南》。形成了冠心病病证结合诊疗规范，提高了临床疗效，缩短了平均住院时间，产生了巨大的社会经济效益（图4-5）。

（二）省部级

1. 基于证据的冠心病心绞痛中医诊疗指南研究——2009 年中华中医药学会科学技术奖一等奖

主要完成人：王阶、姚魁武、何庆勇、杨戈、卢笑晖、王师菡、李平、袁敬柏、胡元会、邢雁伟、吴荣、熊兴江、汤艳莉等。

成果简介：在对国内外诊疗指南研究的基础上，按照制定指南的相关程序，得出中医临床证据条目池。并且采用"100mm 刻度法"对中医临床证据进行量化，经过多轮专家论证，制定出既符合中医理论和临床实际，又结合国际模式的中医临床证据分级与评分标准，据此确定了中医临床证据的推荐级别，确定了指南中冠心病心绞痛常见证候为气虚血瘀、气阴两虚、气滞血瘀、痰瘀互阻、痰热内蕴、阳虚寒凝，并计算出其诊断权重。在证治研究方面，推荐出临床常见 6 个证候的方剂及中成药，如：气滞血瘀证，推荐血府逐瘀汤，Ⅰ类证据 4 项、Ⅱ类证据 45 项、Ⅲ类证据 3 项、Ⅳ类证据 32 项，证据得分 54 分，推荐级别 A 级；中成药：复方丹参滴丸，Ⅰ类证据 2 项、Ⅱ类证据 18 项，Ⅳ类证据 68 项，证据得分 55 分，推荐级别 A 级。同时还对冠心病心绞痛的用药规律进行了研究，推荐丹参、川芎、黄芪、赤芍、瓜蒌等常用中药 20 味。创新了中医临床证据的分级与评分方法，确立了冠心病心绞痛中医诊疗指南关于诊断、辨证、治疗、用药等一系列的证据体系，建立了基于证据的冠心病心绞痛中医诊疗指南。在国家级核心期刊上发表论文 39 篇，SCI 收录 2 篇，EI 收录 4 篇，参加学术会议 5 次（图 4-6）。

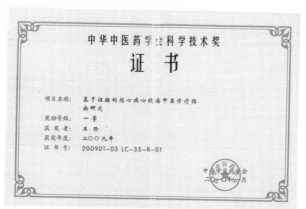

图 4-6　基于证据的冠心病心绞痛中医诊疗指南研究——2009 年中华中医药学会科学技术奖一等奖

2. 冠心病心绞痛介入前后证候动态演变规律的研究——2012 年中华中医药学会科学技术奖一等奖

主要完成人： 王阶、邢雁伟、何庆勇、姚魁武、朱明军、衷敬柏、熊兴江、马长生、褚福永、孙晓伟、李军、曹炜、汤艳莉、滕菲、杨晓忱等。

成果简介： 证候与冠心病病情及预后相关，把握冠心病介入前后不同时点证候动态演变规律是防治的关键。通过对 2557 例经冠脉造影证实的冠心病心绞痛临床病例分析，建立了冠心病心绞痛证候要素的诊断及疗效评价标准。在此基础上，研究了 202 例冠心病心绞痛患者介入前后 835 例次多个时点的信息。取得以下成果：揭示了冠心病心绞痛介入前后证候演变规律。运用生存分析和连续重复测量的方法，观察总结了 112 例（397 例次）不稳定型心绞痛患者介入术前、术后 1 周、4 周、12 周 4 个时点的中医证候动态演变规律；明确了中药对冠心病心绞痛证候动态演变规律的影响，借助多种算法及综合评价（TOPSIS 法），对其治疗方案进行优化；开展了《冠心病心绞痛介入前后中医诊疗指南》的推广应用研究，产生了较好的社会经济效益。项目通过科研协作和"十一五"重点专科协作，成果在 18 家医院得到了推广应用。形成的《冠心病心绞痛介入前后中医诊疗指南》已经编入《心脏病学实践 2010：中西医结合卷》等著作中。本项目已在核心期刊发表论文 50 篇，SCI 或 EI 收录 12 篇，形成发明专利 3 项，出版专著 5 部，应邀作专题报告 16 次。项目形成的 5 个协定处方，惠及患者 40 余万人，获得了较好的社会效益及经济效益（图 4-7）。

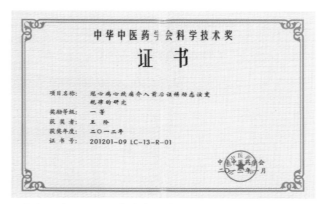

图 4-7　冠心病心绞痛介入前后证候动态演变规律的研究——2012 年中华中医药学会科学技术奖一等奖

3. 益气活血利水法治疗慢性心力衰竭的应用研究——2013 年中华中医药学会科学技术奖一等奖、教育部科技进步一等奖、广东省科学技术奖二等奖

主要完成人： 冼绍祥、杨忠奇、汪朝晖、欧明、黄衍寿、丁有钦、卢丽萍、洪永敦、李南夷、黄习文、陈洁、于扬文、陈宇鹏、吴辉等。

成果简介： 慢性心力衰竭不仅影响患者的生活质量，预后也差，病死率高，已成为重大的公共卫生问题。现代医学对慢性心力衰竭的发病机制和治疗方案有了很大进展，中医治疗已取得了较好疗效，但还需进一步提高，如大多数医家对慢性心力衰竭病名、病机认识不统一，辨证分型多样繁杂，较少特色有效的临床治疗方法。广州中医药大学第一附属医院"七五"期间开始致力于中医药治疗慢性心力衰竭的研究，通过 25 年来持之以恒的不懈努力，对益气活血利水法治疗慢性心力衰竭的"理、法、方、药"进行了系统研究，系统探讨慢性心力衰竭的中医病名，结合文献资料和临床实际，将慢性心力衰竭中医病名规范命名为"心衰病"，并予以推广。课题组概括出的益气活血利水法治疗慢性心力衰竭的"理、法、方、药"获得国内同行的好评。研究人员通过学术参会（15 次），发表论文（47 篇）、学术论文他引（232次）和出版学术著作（1 部）、研究生教育（培养博士后、博士及硕士研究生 50 名）等方式将其进行推广。本课题组提出的益气活血利水法治疗慢性心力衰竭纳入心衰诊疗路径，在国内多家医院得到推广应用，取得了良好的社会效益和经济效益，已获奖 3 项，获得中国专利 1 项、新药临床批文 1 项（图 4-8）。

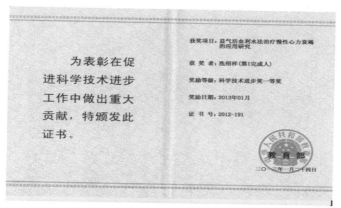

图 4-8　益气活血利水法治疗慢性心力衰竭的应用研究——2013 年中华中医药学会科学技术奖一等奖、教育部科技进步一等奖、广东省科学技术奖二等奖

4.冠心病"痰瘀滞虚"理论创新及临床应用——2019年中华中医药学会科学技术奖一等奖

主要完成人: 王阶、姚魁武、刘咏梅、陈光、邢雁伟、李军、杨保林、熊兴江、董艳、杨戈、何浩强、段练、张振鹏、何庆勇、陈恒文等。

成果简介: 冠心病是全球重大公共卫生问题,中医药干预冠心病仍存在核心病机及其证候演变规律不明确、生物学基础不清晰等难题。课题组历时30余年,先后完成了16项临床RCT研究、9项基础研究,对冠心病"临界病变-冠心病心绞痛-介入术后"的全程防控进行了深入探讨。创建了冠心病初、中、后期"痰瘀滞虚"核心病机理论,揭示了其分布特点及演变规律。冠心病初期、冠脉临界病变以"滞""瘀"实证为主。冠心病中期、冠心病心绞痛呈现"痰瘀滞虚"兼夹的复杂病变。冠心病后期、介入术后主要表现为"虚""瘀";基于miRNA、lncRNA相关基因组学、转录组学调控机制,构建了冠心病"痰瘀滞虚"核心病机的关键组学调控网络,揭示了其生物学基础;基于循证依据研究构建了中医药干预冠心病"痰瘀滞虚"核心病机相关标准、共识与指南并广泛推广应用。中医药治疗具有减轻心绞痛发作频次、改善心肌缺血及生活质量、改善脂质代谢、稳定斑块、减轻炎症反应、改善凝血功能作用。以上研究成果被Nature Reviews Cardiology(IF:20.26)引用,并受到国内知名学者的积极评价,认为该项目"评价了中医药干预冠心病全程防控的疗效,形成了系统完整、可操作性强的中医药防治冠心病方案,具有较好的社会效益与经济效益"(图4-9)。

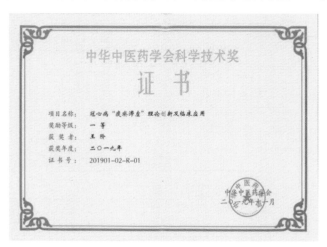

图4-9 冠心病"痰瘀滞虚"理论创新及临床应用——2019年中华中医药学会科学技术奖一等奖

5. 益气逐瘀法（参元益气活血胶囊）对缺血性心脏病的心肌保护作用——2020年度中华中医药学会科学技术奖一等奖

主要完成人：刘红旭、尚菊菊、周琦、李爱勇、来晓磊、李享、刑文龙、周明学、仇盛蕾、褚福永、佟彤、胡馨等。

成果简介：缺血性心脏病即冠状动脉硬化性心脏病，是临床常见疾病和心源性死亡首要病因。刘红旭主任率领的心血管团队在深入挖掘医院多位名老中医学术思想基础上，逐渐形成益气逐瘀法治疗缺血性心脏病的学术理论，开发出代表方剂参元益气活血胶囊。在国家自然科学基金、北京市自然科学基金及多项省部级科研项目的支撑下，经过20余年的研究探索，从临床研究（人），到活体动物（猪、大鼠、小鼠、斑马鱼）、离体心脏组织、心肌细胞、细胞器（内质网）、蛋白和基因水平，系统揭示了参元益气活血胶囊对缺血性心脏病全事件链的心肌保护作用。依托项目的不断滚动，推动国家重点学科/专科不断发展，促进名老中医学术思想深入传承。

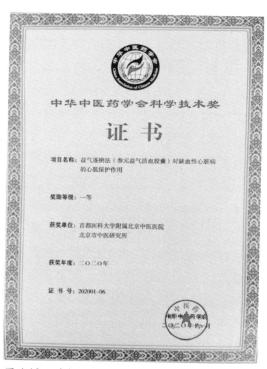

图 4-10 益气逐瘀法（参元益气活血胶囊）对缺血性心脏病的心肌保护作用——2020年度中华中医药学会科学技术奖一等奖

研究成果形成行业专家共识及优势病种诊疗常规，已辐射至国内多家医院及卫生服务中心（图4-10）。

6. 冠心病"阳微阴弦"病机的现代内涵及辨治方案研究——2021 年中华中医药学会科学技术一等奖

主要完成人：毛静远、王贤良、毕颖斐、张磊、朱明军、李应东、郭冬梅、袁天慧、戴小华、万强、邓悦、林谦、薛一涛、牛天福、赵英强等。

成果简介：随着时代变迁及生活方式改变，医学模式已由单纯生物模式转变为生物 - 心理 - 社会模式，导致冠心病的病因及危险因素愈发复杂，"阳微阴弦"也具有新的时代特征。该课题组通过开展文献分析、专家调查、临床流行病学调查，揭示我国冠心病"阳微阴弦"病机本虚标实证候演变规律（本虚下降，标实上升）和现代内涵（本虚多为气虚，标实多为瘀 / 痰）；运用"主症辨病，兼症辨证"的病证思维，基于临床流行病学调查数据分析，提出了冠心病心绞痛中医证候诊断建议；建立稳定性冠心病患者中医诊疗信息数据库，开展病 - 药分析、证 - 药分析、症 - 药分析，形成了基于生活质量改善的稳定性冠心

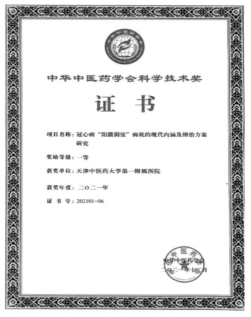

图 4-11 冠心病"阳微阴弦"病机的现代内涵及辨治方案研究——2021 年中华中医药学会科学技术一等奖

病中医辨治方案。团队借助此项目增强科研协作能力，提高了疾病中医临床诊治的规范水平，主持制定了《中成药治疗冠心病临床应用指南》《基于临床流行病学调查的冠心病心绞痛中医证候诊断建议》等行业规范性文件，助推了学科发展，2015 年牵头成功申报天津市中医内科临床医学研究中心；2016 年教育管理部门"创新团队"获得滚动支持；2017 年确定为冠心病国家中医临床研究基地；2018 年入围国家重大疑难疾病中西医临床协作项目；2019 年成为国家区域中医（心血管）诊疗中心；2021 年入选国家中医药创新团队及人才支持计划项目（图 4-11）。

7. 心力衰竭中医分期辨治方案建立及疗效评价方法研究——2015 年中华中医药学会科学技术奖二等奖

主要完成人：毛静远、王贤良、赵英强、牛天福、袁如玉、王永刚、崔晋荣、施乐、贾秀丽、樊瑞红等。

成果简介：心力衰竭是各种心脏病的严重阶段，临床普遍认为中医药治疗心力衰竭有效，但缺乏规范辨证、治疗方案和可信疗效证据。全面把握心力衰竭急性加重和稳定期的病证演变规律，建立规范分期辨治方案和科学评价指标体系和方法十分必要。毛静远教授带领团队在对心力衰竭理法方药相关文献分析、专家咨询和临床流调及常用中药制剂系统评价的基础上，建立了气（阳）虚、气阴虚兼血瘀 / 水饮的辨证规范及中医分期辨治方案；开展了基于西药规范用药的心力衰竭中医分期辨治方案多中心、中央随机、平行对照评价研究，纳入病例 340 例；筛选、构建了包括理化检查、证候积分、运动耐量、

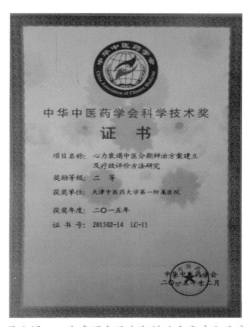

图 4-12　心力衰竭中医分期辨治方案建立及疗效评价方法研究——2015 年中华中医药学会科学技术奖二等奖

生活质量及远期生存率的综合评价指标体系；建立了能够彰显中医治疗心力衰竭疗效优势的病证结合、多维指标、分段测量综合评价方法。本研究成果建立的心力衰竭分期辨治方案简明、规范、有效、安全，宜推广，中医临床效应评价指标体系及方法科学、系统、客观、可信、便应用。研究成果在 10 余家单位应用，规范了心力衰竭患者的中医诊疗和评价，具有直接的经济和社会效益（图 4-12）。

8. 病毒性心肌炎证治规律及中西医结合治疗的临床研究——2012 年中国中西医结合学会科学技术奖二等奖

主要完成人：张军平等。

成果简介：通过梳理欧美、日本病毒性心肌炎（viral myocarditis，VMC）的诊治进展，结合我国 VMC 的研究现状，发现了 VMC 的病毒谱已经改变，建议诊断理念需要由分离的寻找致病病毒向关注受损心肌转变。总结了 VMC 证候演变规律和证治特点，即：急性期，治以解毒护心，抑制病毒复制；恢复期，治以益气养阴，调节免疫功能；迁延期，治以活血通络，阻抑心肌纤维化。倡导"基础治疗贯穿始终、分期论治紧握核心、截断扭转阻抑迁延"的 VMC 治疗原则，突破以"热毒损心"立论的局限，根据 VMC 邪毒蛰伏心脉、伤气耗阴阻络的证候特点，创立了"解毒护心、益气养阴、清透伏邪"法则，优化了中西医结合治疗 VMC 的方案。采用多中心、随机、对照、优效性检验设计方法，结果显示优化的中西医联合治疗方案在改善症状、提高生活质量、调节焦虑抑郁状态方面明显优于单纯的基础常规治疗，并显示出良好的远期疗效，有提高痊愈率、减少复发的作用（图 4-13）。

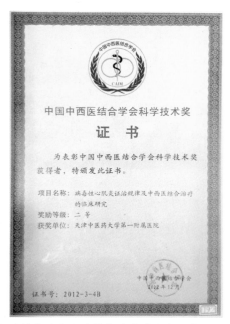

图 4-13　病毒性心肌炎证治规律及中西医结合治疗的临床研究——2012 年中国中西医结合学会科学技术奖二等奖

9. 治疗心衰常用中药静脉制剂对地高辛药动学影响及减毒增效机制研究——2014 中国中西医结合学会科学技术奖二等奖

　　主要完成人： 毛静远、刘昌孝、王恒和、赵志强、王贤良、魏广力、王强、张振鹏、徐昕、葛永彬、侯雅竹、毕颖斐、郭永铁等。

　　成果简介： 课题组以"中西结合药动学"为研究思路，以治疗心衰常用中、西药（生脉注射液、参麦注射液、参附注射液和地高辛注射液）为对象进行中西药相互作用及机制的示范研究，提供了中西药在心衰治疗中安全合用的科学依据，丰富了此类中药制剂的药动学内容，开拓了"中西结合药动学"这一中医药走向世界的必要研究领域（图 4-14）。

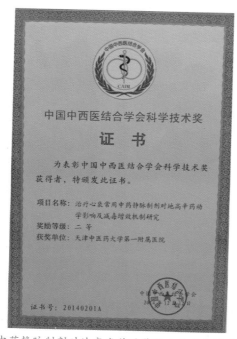

图 4-14　治疗心衰常用中药静脉制剂对地高辛药动学影响及减毒增效机制研究——2014 中国中西医结合学会科学技术奖二等奖

10. 治疗心悸常用方剂抗心律失常作用机制——2018 年中国中西医结合学会科学技术奖二等奖

　　主要完成人： 朱明军、王永霞、朱初麟、刑作英、高原、余海滨、李彬等。

成果简介： 本成果在国家自然科学基金等项目资助下，采用膜片钳为代表的现代技术研究阐释了治疗心悸常用方剂的抗心律失常疗效机制。以桂甘龙牡汤（心悸宁）为药效学示范研究证实，对乌头碱、氯化钙、哇巴因、氯仿、缺血再灌注等原因导致的心律失常均有治疗作用，急毒、长毒试验证实该药安全无毒副作用。基于膜片钳技术阐释了桂枝甘草汤、交泰丸、炙甘草汤、桂甘龙牡汤等通过抑制钾、钠、钙多种通道电流起到影响动作电位时程的作用，从而改变心肌细胞的有效不应期，达到抗心律失常的作用，具有Ⅰ、Ⅲ、Ⅳ类抗心律失常药物的作用机制。朱明军团队以桂枝甘草汤和交泰丸为示范、采用指纹图谱、药物化学等阐释了药效物质基础，建立了以中药指纹图谱、液质联用为主要技术的质量标准，以保障中药制剂的质量稳定性（图 4-15）。

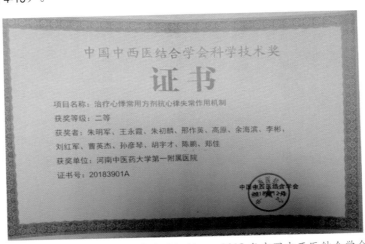

图 4-15   治疗心悸常用方剂抗心律失常作用机制——2018 年中国中西医结合学会科学技术奖二等奖

11. 心力衰竭中医辨治方案、评价及与地高辛合用的药动学机制——2018 年世界中医药学会联合会中医药国际贡献奖 - 科技进步奖二等奖

主要完成人： 毛静远、张伯礼、刘昌孝、王贤良、赵志强、侯雅竹、毕颖斐、张振鹏、林谦、赵英强等。

成果简介： 鉴于中医药对心力衰竭（心衰）的疗效优势，中西医结合已成为我国心衰治疗的基本模式，但行业内尚未形成共识的中医诊疗方案，且对疗效的评价证据及优势表达尚不充分，中西药合用相关药动学机制尚不明晰，制约了中医药在心衰治疗中的推广应用。毛静远团队围绕心衰中医辨治方案研制、临床疗效评价及与地高辛合用的药动学机制开展了系列研究，助力中医药治疗心衰在国内、国际的推广和应用。本研究通过文献分析、专家咨询、临床流行病学调查和系统评价，研制了心衰气阴两虚、阳气亏虚兼血瘀和／或痰饮的中医阴阳辨证分型及急慢分期辨治方案；开展了加载分期辨治方案的多中心随机对照研究；通过病证结合、系统分段的多维指标等综合评价研究；基于临床中西药联合应用中存在相互作用及安全性问题，提出了"中西结合药动学"研究思路。获得 2018 年世界中医药学会联合会中医药国际贡献奖——科技进步二等奖（图 4-16）。

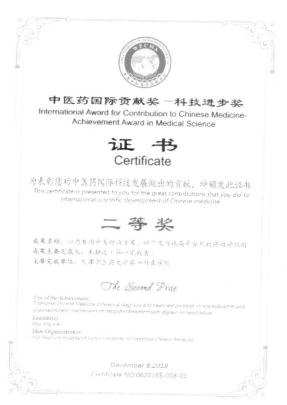

图 4-16　心力衰竭中医辨治方案、评价及与地高辛合用的药动学机制——2018 年世界中医药学会联合会中医药国际贡献奖 - 科技进步奖二等奖

12. 高血压病"痰瘀互结，毒损心络"理论及方证对应研究——2021年中国民族医药学会科学技术奖二等奖

主要完成人： 韩学杰、沈绍功、王丽颖、宇文亚、刘兴方、李成卫、连智华、贾海骅等。

成果简介： 研究团队在国家"973"计划等课题的资助下，对高血压病的理论探讨和病理变化分析，提出并证实了"痰瘀互结，毒损心络"是导致高血压病发生发展的核心病因病机，经过10余年的临床实践反复验证，研制痰瘀同治方，并证实了其临床有效性及安全性。本课题组首次提出"痰瘀互结、毒损心络"是高血压病的核心病因病机，并从炎症因子和血管内皮损伤的角度分析痰瘀互结证高血压病的病理变化，证实了"痰瘀互结、毒损心络"是高血压病的核心病因病机的理论假说；研制痰瘀同治方，临床试验发现其能够显著降低血压、改善患者头晕、头痛、心悸、胸闷等症状，提高患者生活质量，并具有较好的安全性。发表相关学术论文54篇，被引用400余次；研究成果被纳入中华中医药学会心病分会发布的高血压病中医诊疗方案，该方案首次将痰瘀互结证纳入证候诊断中，并将痰瘀同治方及相关药物纳入推荐建议，形成了广泛的专家共识（图4-17）。

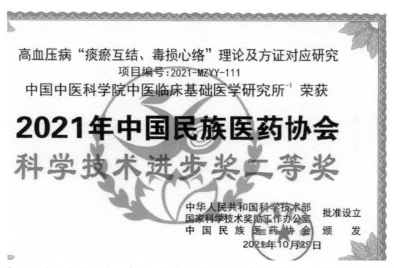

图4-17　高血压病"痰瘀互结，毒损心络"理论及方证对应研究——2021年中国民族医药学会科学技术奖二等奖

13. 通补开泄法治疗冠心病的理论、临床与实验研究——2009 年新疆医学科学技术奖一等奖

主要完成人： 安冬青、赵明芬、薛洁、洪军、王晓峰、夏昌隆、胡金霞、王朝驹、晋卫军、王先敏、郑静、姜林等。

成果简介： 新疆为冠心病高发区，其冠心病的临床症状及病理证型有地域特点，主要证型是秽浊痰阻证。安冬青团队在前辈临床经验的基础上，立足新疆冠心病的地域特点，采中医研究之百家之长，创立了适用于新疆特点的治法和方药。成果内容包括：以历代医家治疗胸痹心痛的思想为源泉，以通法、补法、开泄法的治疗法则为基础，吸收其精华，进一步创新发展新疆胸痹的有效治疗法则，创立了"通补开泄"法；选用该法指导下的以民族药、地方药为组方的院内制剂天香丹治疗新疆冠心病，研究通补开泄法治疗胸痹的理论及理论依据，并对其理论和代表方药进行了理论探索和临床与实验研究；将所提出的通补开泄新法治疗冠心病的新理论运用于临床得以证实。本项目通过下乡、讲课、宣传资料等方式对通补开泄新法治疗冠心病的理论及天香丹治疗冠心病进行了传播，深入民心并广泛应用。代表药天香丹治疗冠心病疗效可靠，达到国内先进水平，为冠心病的治疗提供了新的手段，成为新一代治疗冠心病之良药而被临床认可和广泛使用，提高了冠心病患者的生活质量，提高了我区的健康水平，收到较好的经济效益和社会效益（图 4-18）。

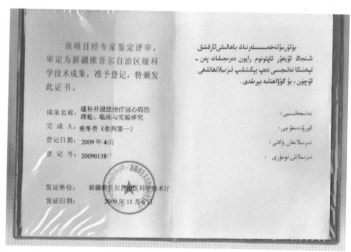

图 4-18　通补开泄法治疗冠心病的理论、临床与实验研究——2009 年新疆医学科学技术奖一等奖

14. 中医药干预慢性心衰的基础和临床循证示范研究——2014 年辽宁省科学技术奖一等奖

主要完成人： 张艳、朱爱松、卢秉久、张秋华、薛立平、鞠可心、曲颂扬、张兴权、李亚秋、洪林巍、王辰等。

成果简介： 课题组采用随机、双盲、平行对照的设计原则，针对由冠心病引起的慢性心力衰竭患者，进行大规模、多中心的中医药干预慢性心衰的临床疗效评价研究，方案设计科学，质量控制严格，试验管理规范。通过实验研究阐明慢性心衰发病机制：寻找出慢性心衰的始动因子、开关分子和关键分子，以及其作用途径和产生心室重构的机制；提出和证明心血管活性蛋白分子内调控的理论。在药效学方面证探讨气虚血瘀水停证与 RASS 系统相关性。在毒理研究方面证实了参草通脉颗粒（强心通脉颗粒）无明显毒性反应。项目所取得的成果可以为中西医结合治疗慢性心衰提供高组别的循证医学依据，从而使更多的慢性心衰患者获益。本项目，通过临床试验证实服用参草通脉颗粒组患者，能够显著提高临床疗效，和对照组比较达到 90% 以上，明显改善患者症状和活动耐量，提高心衰患者的生活质量，降低了再住院率。参草通脉颗粒以其良好的疗效，副作用小，价格低廉的优点，深受广大心血管病患者的好评，为中医药防治心力衰竭提供广阔的市场，创造了良好的经济效益和社会效益，显示了中医药的临床优势（图 4-19）。

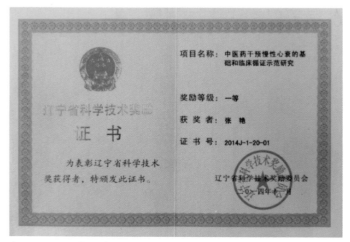

图 4-19　中医药干预慢性心衰的基础和临床循证示范研究——2014 年辽宁省科学技术奖一等奖

15. 心脑合病中医辨证规律的研究——2015年辽宁省科学技术奖一等奖

主要完成人: 杨关林、张哲、关雪峰、肖蕾、田苗、张会永、王洋、王建华、袁东超、刘悦、陈丽娟、杜毅、李峥。

成果简介: 杨关林教授领衔主持的"心脑合病中医辨证规律的研究"项目,来源于国家中医药管理局中医药行业科研专项,该项目通过文献整理、基础实验、流行病学调查、临床试验等系列研究,围绕"心脑合病中医辨证体系"关键技术展开联合攻关,取得多项创新性成果。项目组主持制定学会标准1项、获得国家发明专利授权1项、获批院内制剂1个;发表学术论文30余篇、专著1部;累计三年创收3700万元。该项目围绕心脑合病中医临床特征、证候诊断标准及诊断函数、心脑同治进行系列研究,构建了心脑合病中医辨证体系,创新了开窍醒神祛痰化瘀心脑同治疗法,研发了心脑同治院内制剂,提供了心脑同治高等级循证医学证据,为心脑合病患者提供了中医临床诊断依据和诊断工具,为心脑合病患者提供临床有效的中医治疗新思路和新方法,提高了中医药治疗心脑合病的临床诊疗水平,推动了中医药防治心脑合病学术进步,具有重大社会效益及经济效益(图4-20)。

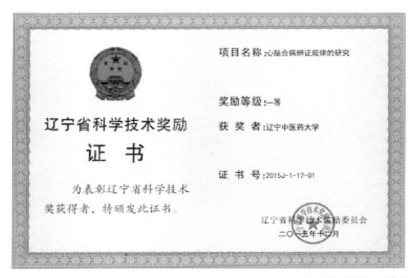

图4-20 心脑合病中医辨证规律的研究——2015年辽宁省科学技术奖一等奖

16. 芪参益气滴丸治疗冠心病心力衰竭的临床评价及推广应用——2018 年天津市科学技术进步奖一等奖

主要完成人： 毛静远、张伯礼、王贤良、赵志强、侯雅竹、朱明军、张健、姚晨、张俊华、陈树涛、刘中勇、王永刚、王凤荣、牛天福、安冬青、苗阳等。

成果简介： 心力衰竭是各种心脏疾病的严重和终末阶段，冠心病已成为心力衰竭的主要原因，气虚血瘀证是冠心病心力衰竭的基本病机，具有益气活血功效的芪参益气滴丸已被广泛应用于冠心病心力衰竭的治疗，但缺乏有说服力的高质量循证研究证据。该课题组在把握冠心病心力衰竭气虚血瘀证基本病机特征基础上，采用随机对照研究及队列研究设计，证明在西药规范化治疗基础上加载益气活血中药芪参益气滴丸，可进一步提高冠心病心力衰竭患者运动耐量，改善心功能和生存质量，获得了良好的临床效果。本项目首次通过多中心、中央随机、双盲双模拟、平行对照研究，证明了在西药规范化治疗基础上加载芪参益气滴丸可进一步提高冠心病心力衰竭患者的运动耐量，改善心功能和生存质量。通过多中心前瞻性队列研究，验证了加载芪参益气滴丸治疗冠心病心力衰竭患者的有效性和安全性，在把握冠心病心力衰竭气虚血瘀证基本病机基础上，为冠心病心力衰竭提供了采用益气活血中药芪参益气滴丸治疗的中医辨治方案（图 4-21）。

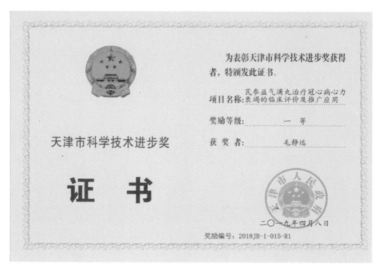

图 4-21 芪参益气滴丸治疗冠心病心力衰竭的临床评价及推广应用——2018 年天津市科学技术进步奖一等奖

17. 重大慢病相关肾损害的中医药防治转化应用研究——2020 年度江苏省科学技术奖一等奖

主要完成人： 方祝元、余江毅、唐蜀华、蒋卫民、刘鸣、刘志辉、严士海、黄莉吉、丁康、赵静、李婕等。

成果简介： 方祝元团队长期致力于研究中医药防治高血压及靶器官损害的临床及基础研究。主持国家重点研发计划"中医药现代化"专项 1 项、国家自然科学基金面上项目 3 项、省部级科技项目 8 项、厅局级科技项目 5 项。近年来，以第一或通讯作者发表论文 100 余篇（其中高水平国际论文 20 余篇），主编行业规划教材 5 部、学术专著 2 部。以"未病先防、既病防变和已病防衰"的高血压全程防治理论为指导，带领团队在中医药全程防治高血压及靶器官损害领域开展科研攻关，不仅应用中医药特色优势有效防治了高血压及靶器官损害，而且逐步形成了中医药全程防治高血压及靶器官损害的循证医学证据链。发

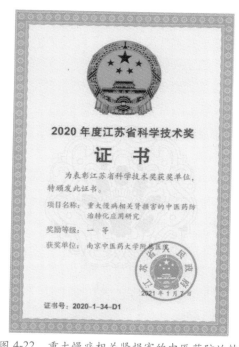

图 4-22　重大慢病相关肾损害的中医药防治转化应用研究——2020 年度江苏省科学技术奖一等奖

明创制具有中医药特色的院内制剂 4 个，已获得江苏省食品药品监督管理局制剂证书，在临床获得广泛运用，数万名患者从中获益。主持完成的高血压的中医药防治策略首次被纳入《国家基层高血压防治管理指南》。曾获江苏省创新争先奖、江苏省科技创新发展奖先进个人、江苏省科学技术奖一等奖及江苏省教学成果奖一等奖（图 4-22）。

18. 中医药防治动脉粥样硬化性心血管病秽浊痰阻证的作用机制一体化研究——2021 年新疆维吾尔自治区科学技术进步奖一等奖

主要完成人：安冬青、孙龙飞、张华、赵明芬、谢晓柳、张选明、刘宏炳、汪建萍、古丽加玛力·尼亚孜、谢阳、王思静、马文慧等。

成果简介：该课题组致力于中医药防治动脉粥样硬化性心血管疾病研究，在防治动脉硬化、治疗冠心病方面取得系列原创性成果，形成从临床研究 - 基础研究 - 中药复方研究的动脉粥样硬化一体化防治研究，建立了中药复方"功效 - 药效 - 成分"三位一体关联的中医药研究模式。成果内容包括：建立冠心病临床科研信息一体化平台，开展冠心病中医药真实世界研究；确立冠心病秽浊痰阻证诊疗标准，构建"病 - 证 - 方药"研究体系；开展中药复方防治 AS 机制研究，建立"功效 - 药效 - 成分"研究模式；牵头制定和优化共识、临床路径，提升中医药防治 AS 水平。本项目获国

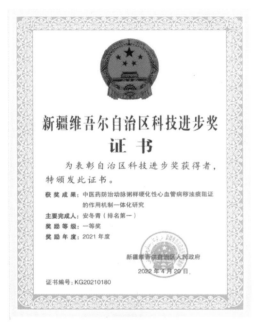

图 4-23 中医药防治动脉粥样硬化性心血管病秽浊痰阻证的作用机制一体化研究——2021 年新疆维吾尔自治区科学技术进步奖一等奖

家级科研立项资助 10 项、省级科研资助 13 项、厅级科研资助 2 项；发表论文 66 篇（其中 SCI3 篇，核心期刊 57 篇），出版专著 3 部、教材 2 部；牵头制定或修订 8 项相关标准 / 指南；成果登记 3 项。国家发明专利 1 项。成果技术转让 1 项。药物临床试验批件 1 个，建立了冠心病中医临床科研信息一体化平台；培养青年岐黄学者 1 名。博士研究生 7 名。硕士研究生 18 名。研究成果打造出了一只致力于中医药防治动脉粥样硬化性心血管疾病的临床与基础研究的团队，带动了新疆中医药防治心血管疾病的水平，为健康中国、健康新疆做出了贡献（图 4-23）。

19. 中医药防治慢性心力衰竭诊疗体系的创建应用及作用机制研究——2022 年河南省科学技术进步奖一等奖

主要完成人：朱明军等。

成果简介：朱明军研究团队历时 30 余年，以慢性心力衰竭的"预防和治疗"为切入点，凝练证候规律，首次提出慢性心衰发生发展不同阶段核心病机及演变规律（前心衰阶段"痰浊血瘀"-心衰早期阶段"气虚血瘀"-心衰阶段"阳气亏虚血瘀水饮"），系统创建了中医药防治慢性心衰不同阶段的治疗方案及诊疗体系（复方鬼针草颗粒、调脂胶囊、益气活血方、参附益心颗粒、心衰贴外敷技术），围绕诊疗方案中主要方药开展临床循证评价，通过基础研究阐释其作用机制，最终形成心衰病（慢性心力衰竭）中医诊疗方案和临床路径、专家共识，由国家中医药管理局作为行业标准发布，在全国推广应用，为慢性心衰中医药的防治策略提供证据及规范（图 4-24）。

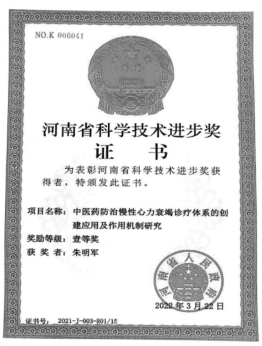

图 4-24　中医药防治慢性心力衰竭诊疗体系的创建应用及作用机制研究——2022 年河南省科学技术进步奖一等奖

20. 心痛气雾剂的临床应用与实验研究——1987 年全国（部级）中医药重大科技成果乙级奖

主要完成人： 沈绍功等。

成果介绍： 本项目以中国中医研究院牵头，全国共 16 个单位于 1984 年 6 月在北京成立了全国胸痹心痛协作组。经过两年多时间，协作组研制了心痛气雾剂，分寒证（由肉桂、香附为主组成）、热证 (由牡丹皮、冰片为主组成) 两种，经对胸痹心痛（冠心病心绞痛）540、851 例次重复验证，其 3 分钟内止痛率为 50.55%～54.02%，与硝酸甘油相仿（$P > 0.3$），经统计学处理确定其有可靠的速效止痛作用且经毒理学试验为安全制剂，在治疗胸痹心痛 (冠心病心绞痛)，取得了满意的疗效（图 4-25）。

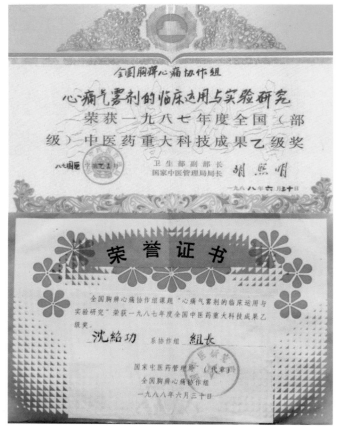

图 4-25　心痛气雾剂的临床应用与实验研究——1987 年全国（部级）中医药重大科技成果乙级奖

21. 安律胶囊抗期前收缩作用最佳靶点的研究——2011年获黑龙江省政府科学技术奖二等奖

主要完成人：徐惠梅、任凤梧、黄民、李雁、路瑞华、姜小刚、杜健、郭茂松、项聿华、张丽丽、任家毅等。

成果简介：本项目采用先进的体外心肌细胞培养法和膜片钳技术对安律胶囊抗期前收缩的作用机制进行了研究，通过观察安律胶囊对豚鼠心室肌细胞膜动作电位、钠离子通道、钾离子通道、钙离子通道电流的影响，以寻找其抗期前收缩的最佳作用靶点，经过大量的实验验证，最后得出结论：安律胶囊对钠、钾、钙通道电流均具有阻滞作用。安律胶囊抗期前收缩作用的最佳靶点是钠离子通道电流、钾离子通道电流中的 Ik1、Ik 电流及 L- 型钙通道电流。本项目证实了安律胶囊具有多通道阻滞特点，可多环节阻滞心律失常的发生，为广谱抗心律失常药物，可用于房性、室性、结性等多种期前收缩的治疗。本项目技术水平及研究结果均已达到国内领先水平，国内针对治疗痰浊血瘀型期前收缩的中药复方制剂研究尚属空白，本项目将弥补这项空白，为以后研制更多有效的抗期前收缩中药复方制剂奠定了坚实的基础，也为临床用药提供更有力的依据。安律胶囊于 2001 年完成了院内制剂研制工作，并于 2003 年批准为院内制剂，应用于临床，每年治疗万余例患者，取得了满意的疗效，受到了省内外患者的一致好评，带来了良好的社会效益（图 4-26）。

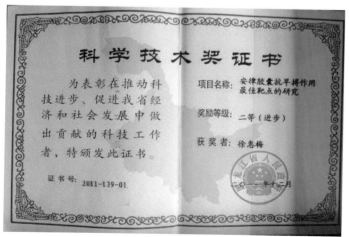

图 4-26　安律胶囊抗期前收缩作用（早搏）最佳靶点的研究——2011 年获黑龙江省政府科学技术奖二等奖

22. 解毒护心、益气养阴、清透伏邪法治疗病毒性心肌炎的研究——2012 年天津市科学技术进步奖二等奖

参与成员： 张军平、朱亚萍、刘虹、吕仕超、郭晓辰、肖楠、张俊清、周亚男、张晓岚、丁彬彬、王小玲、范国平、陈云平等。

项目简介： 通过梳理 30 年来欧美、日本病毒性心肌炎的诊治进展，结合中国病毒性心肌炎的状况，发现导致病毒性心肌炎的病毒谱已经发生改变，细小病毒、疱疹病毒等已经取代柯萨奇 B 病毒成为主要致病病毒。在疾病的诊断方面，除了重视病毒的感染病原学确诊，更应重视后期的免疫激活与损伤，加强相关心肌抗体（抗 ADP/ATP 载体抗体、抗 β1- 受体抗体、抗胆碱能受体抗体、抗肌球蛋白重链抗体）的检测，形成了"成人急性病毒性心肌炎诊断标准评价与建议"，被行业应用与推荐。总结了病毒性心肌炎证候分类特点和演变规律，突破以"热毒损心"立论的局限，根据邪毒蛰伏心脉、伤气耗阴阻络的证候特点，创立"解毒护心、益气养阴、清透伏邪"法则，形成了优化干预治疗方案；采用多中心、随机、对照、优效性检验设计方法，对 126 例患者进行了疗效评价，中医优化方案治疗组和对照组有效率分别为 75.61% 和 69.70%，中医治疗组在改善症状、提高生活质量、调节焦虑抑郁状态方面明显优于对照组，并显示出良好的远期疗效，有提高痊愈率、减少复发的作用。研究结果验证了解毒护心、益气养阴、清透伏邪法治疗病毒性心肌炎的临床疗效，充分反映了中医药治疗优势，取得了很好的社会效益与经济效益（图 4-27）。

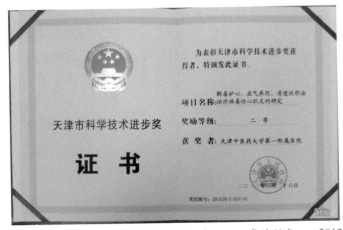

图 4-27 解毒护心、益气养阴、清透伏邪法治疗病毒性心肌炎的研究——2012 年天津市科学技术进步奖二等奖

23.搜风祛痰法稳定动脉粥样硬化不稳定斑块的机制研究——2014年辽宁省科技进步奖二等奖

主要完成人：宫丽鸿等。

成果简介：该课题组丰富了冠心病的病因病机，辨证内涵，发明了冠心病"搜风祛痰法"治疗新方法，构建了"风痰论治冠心病"的辨证体系，为中医药治疗冠心病动脉粥样硬化提供了疗效确切，安全可靠的中药创新药。提高了中医防治心血管疾病的学术进步，具有良好的社会效益和经济效益。创新性提出中医心血管事件链：虚-痰-瘀-毒-风，提出风痰理论是冠心病、动脉粥样硬化的关键病机，并制定了"搜风祛痰"的治疗大法。系统从体外细胞培养和体内动物实验观察细胞内皮功能 ET-1/iNOS/NO 系统，NF-κB、血脂 LOX-1 表达的变化，调节免疫因子 HO-1、HSP-70、抑制炎症因子 TLR-4、提高 PPAR，调节自噬凋亡因子 BECLIN-1，系统地研究搜风祛痰法中药稳定动脉粥样硬化斑块的作用机制。"以风论治急性冠脉综合征"理论获得同行业界的广泛认可，获邀参加 2017 年第三届海上丝绸之路中医药国际论坛暨中澳新植物药与中药临床研究学术研讨会（图 4-28）。

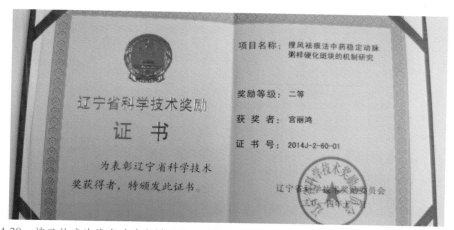

图 4-28　搜风祛痰法稳定动脉粥样硬化不稳定斑块的机制研究——2014 年辽宁省科技进步奖二等奖

24.冠心病心肌缺血保护的机制与康复研究——2019年贵州省自然科学奖二等奖

主要完成人：刘兴德、王艺明、周海燕、李伟、张蓓、代传芬、廖德仲等。

成果简介：本项目历时十余年，以心肌缺血再灌注损伤基础研究为重点及突破点，深入冠心病的临床研究及转化应用，从整体、细胞、蛋白、基因等多水平多层次系统分析，探讨心肌缺血再灌注损伤的机制及其靶标，提高冠心病诊断精度并为冠心病患者康复提供一种全新治疗策略，可提高患者生存质量，挽救患者生命和预防严重并发症的出现，减少医疗资源支出及减轻社会负担。本项目达到了国内领先水平并填补了贵州省在心肌缺血/再灌注损伤基础研究及冠心病患者快速康复等研究领域的空白，为探索冠心病患者临床诊断及治疗康复的新策略奠定基础（图4-29）。

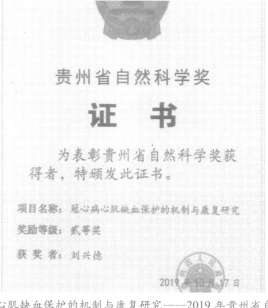

图 4-29　冠心病心肌缺血保护的机制与康复研究——2019 年贵州省自然科学奖二等奖

25.宗气理论指导下的益气升陷活血方药逆转扩张型心肌病心室重构——2022 年河南省科学技术进步奖二等奖

主要完成人：王振涛、吴鸿、曾垂义、常红波、杨凤鸣、曹程浩、郭宗耀、刘舜禹等。

成果简介：扩张型心肌病作为一种难治性心血管疾病，预后与恶性肿瘤相仿，国内从事该病研究较少，中医药治疗有较大优势。该项目受国家自然科学基金、河南省高校新世纪优秀人才支持计划等科研项目的支持，在中医药逆转该病心室重构方面做了大量的探索和创新性工作，创新性地将宗气理论引入扩张型心肌病的病机中，实现了该病理论上的重大突破。根据该病机及临床实践，拟定了益气升陷活血方药，以逆转心室重构、缩小心脏、达到临床痊愈、改善患者长期预后作为治疗目标，本治疗方案有效率95.35%，临床治愈率（心脏恢复至正常范围）达22.80%。

通过在体和离体实验，在组织、细胞、分子等水平阐明了益气升陷活血方药逆转心室重构的相关作用机制。利用多组学间联合分析，揭示了益气升陷活血方药对扩张型心肌病具有多种独特的分子调控机制，并找到了部分潜在靶点。本团队于2018年成功申报为国家第二批中医临床研究基地重点研究病种，于2019年联合国内多家医疗机构成立了全国扩张型心肌病中医临床研究联盟，进一步提高了对本病的研究水平和推广应用，实现了科学研究向临床应用的转化，取得了良好的社会效益（图4-30）。

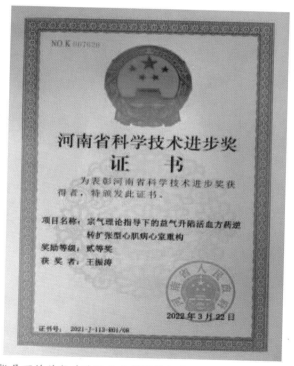

图4-30　宗气理论指导下的益气升陷活血方药逆转扩张型心肌病心室重构——2022年河南省科学技术进步奖二等奖

附：表格汇总

奖项	项目/证书编号	科研成果	级别	完成人
国家级奖项	J-234-1-01	中成药二次开发核心技术体系创研及其产业化	2014年度国家科学技术进步一等奖	张伯礼、程翼宇、瞿海斌等
	J-234-1-01	中医脉络学说构建及其指导微血管病变防治	2019年度国家科学技术进步一等奖	吴以岭、杨跃进、贾振华等
	J-234-2-01	复方丹参方药效物质及作用机理研究	2004年国家科学技术进步奖二等奖	张伯礼、王永炎、高秀梅等
	J-234-2-03	芪参益气滴丸对心肌梗死二级预防的临床试	2011年国家科学技术进步奖二等奖	张伯礼、商洪才、姚晨等
	J-234-2-04	冠心病病证结合治疗体系的建立及应用	2013年国家科学技术进步奖二等奖	王阶、姚魁武、朱明军等
省部级奖项	200901-03 LC-35-R-01	基于证据的冠心病心绞痛中医诊疗指南研究	2009年中华中医药学会科学技术奖一等奖	王阶、姚魁武、何庆勇等
	201201-09 LC-13-R-01	冠心病心绞痛介入前后证候动态演变规律的研究	2012年中华中医药学会科学技术奖一等奖	王阶、邢雁伟、何庆勇等
	B16-0-2-01-R01	益气活血利水法治疗慢性心力衰竭的应用研究	2013年中华中医药学会科学技术奖一等奖、教育部科技进步奖二等奖、广东省科学技术奖二等奖	冼绍祥、杨忠奇、汪朝晖等
	201901-02-R-01	冠心病"痰瘀滞虚"理论创新及临床应用	2019年中华中医药学会科学技术奖一等奖	王阶、姚魁武、刘咏梅等
	202001-06-R-01	益气逐瘀疗法（参元益气活血胶囊）对缺血性心脏病的心肌保护作用	2020年度中华中医药学会科学技术进步一等奖	刘红旭、尚菊菊、周琦等
	202101-06-R-01	冠心病"阳微阴弦"病机的现代内涵辨治方案研究	2021年中华中医药学会科学技术奖一等奖	毛静远、王贤良、毕颖斐等
	202005-04	基于"气虚血瘀"理论防治急性心肌梗死PCI术后心肌微循环障碍的关键机制及其临床示范研究	2020年中国中西医结合学会心血管专业委员会科学技术一等奖	何贵新、卢健棋、方显明等
	201502-14 LC-11	心力衰竭中医分期辨治方案建立及疗效评价方法研究	2015年中华中医药学会科学技术进步一等奖	毛静远、王贤良、赵英强等
	2012-3-4B	病毒性心肌炎证治规律及中西医结合治疗的临床研究	2012年中国中西医结合学会科学技术二等奖	张军平等
	2014-2-1A	治疗心力衰竭常用中药静脉制剂对地高辛药动学影响及减毒增效机制研究	2014中国中西医结合学会科学技术二等奖	毛静远、刘昌孝、王恒和等

奖项	项目/证书编号	科研成果	级别	完成人
	20183901A	治疗心悸常用方剂抗心律失常作用机制	2018年中国中西医结合学会科学技术二等奖	朱明军、王永霞、朱初麟等
	062018S-008	心力衰竭中医治方案、评价及与地高辛合用的药动学机制	2018年世界中医药学会联合会中医药国际贡献奖-科技进步二等奖	毛静远、张伯礼、刘昌孝等
	2006CB504805	高血压病"痰瘀互结，毒损心络"理论及方证对应研究	2021年中国民族医药协会科学技术进步二等奖	韩学杰、沈绍功、王丽颖等
	20090138	通补开泄法治疗冠心病的理论、临床与实验研究	2009年新疆医学科学技术奖一等奖	安冬青、赵明芬、薛洁等
	2014J-1-20-01	中医药干预慢性心衰的基础和临床循证示范研究	2014年辽宁省科学技术进步一等奖	张艳、朱爱松、卢秉久等
	2015J-1-17-01	心脑合病中医辨证规律的研究	2015年辽宁省科技进步一等奖	杨关林、张哲、关雪峰等
	2018JB-1-015	芪参益气滴丸治疗冠心病心力衰竭的临床评价及推广应用	2018年天津市科技进步一等奖	毛静远、张伯礼、王贤良等
	2006BAI04A03	重大慢病相关肾损害的中医药防治转化应用研究	2020年度江苏省科学技术奖一等奖	方祝元、余江毅、唐蜀华等
	KG2010180	中医药防治动脉粥样硬化性心血管病痰瘀浊阻证的作用机制与一体化研究	2021年新疆维吾尔自治区科学技术进步奖一等奖	安冬青、孙龙飞、张华等
	2001-J-003-R01/15	中医药防治慢性心力衰竭诊疗体系的创建应用及作用机制研究	2022年河南省科技进步一等奖	朱明军等
	-	心痛气雾剂的临床应用与实验研究	1987年全国（部级）中医药重大科技成果乙级奖	沈绍功等
	2011-139-01	安律胶囊抗早搏作用最佳靶点的研究	2011年获黑龙江省科技进步二等奖	徐惠梅、任凤梧、黄民等
	2012JB-2-037-D1	解毒护心、益气养阴、清透伏邪法治疗病毒性心肌炎的研究	2012年天津市科学技术进步奖二等奖	张军平等
	2014J-2-60-01	搜风祛痰法稳定动脉粥样硬化不稳定斑块的机制研究	2014年辽宁省科技进步二等奖	宫丽鸿等
	(2005)306	冠心病心肌缺血保护的机制与康复研究	2019年贵州省自然科学二等奖	刘兴德等
	2021-J-113-R01/08	宗气理论指导下的益气升陷活血方药逆转扩张型心肌病心室重构	2022年河南省科学技术进步二等奖	王振涛、吴鸿、曾垂义等

二、标准规范

循证中医药作为中医药继承、创新与发展的重要载体，目前已然成为引领和推动中医药走向国际的重要途径与方法。通过系统检索中国知网、中文科技期刊数据库、万方数据知识服务平台、中国生物医学文献数据库及 Medline、Embase 和 Cochrane Library，同时检索百度、谷歌、亚马逊、当当网等网站，不限定语言，检索时间为建库至 2022 年 9 月 30 日，共收集到中医药治疗心血管疾病指南或共识等规范文件 80 部，根据内容可分为疾病诊疗指南 / 共识 50 部和中成药应用指南 / 共识 30 部，其中疾病诊疗指南 / 共识包括指南 28 部、共识 22 部。

疾病人群	数量	名称	年份	发布机构/团体
冠心病	2	中成药临床应用指南·心血管疾病分册	2018	中国标准化协会中医药标准化分会/中华中医药学会心病分会/中国中医科学院中医药标准研究中心
		中成药治疗冠心病临床应用指南（2020年）	2021	国家中医药管理局/中国中药协会
稳定性心绞痛	6	中医内科常见病诊疗指南（西医疾病部分）冠心病心绞痛	2008	中华中医药学会
		中医内科常见病诊疗指南（中医病证部分）胸痹心痛	2008	中华中医药学会
		中医循证临床实践指南（中医内科分册）慢性稳定性心绞痛	2011	中国中医科学院
		胸痹心痛中医诊疗指南	2011	中华中医药学会
		冠心病稳定型心绞痛中医诊疗专家共识	2018	中华中医药学会心血管病分会
		冠心病稳定型心绞痛中医诊疗指南	2019	中华中医药学会心血管病分会
不稳定心绞痛	1	不稳定型心绞痛中医诊疗专家共识	2022	中华中医药学会
急性心肌梗死	4	急性心肌梗死中西医结合诊疗专家共识	2014	中国医师协会中西医结合医师分会/中国中西医结合学会心血管病专业委员会/中国中西医结合学会重症医学专业委员会/中国医师协会中西医结合医师分会心脏介入专家委员会/中国中西医结合杂志社/365心血管网
		冠心病及急性心肌梗死中医临床辨证标准及防治指南	2014	世界中医药学会联合会心血管内科专业委员会
		急性心肌梗死中西医结合诊疗指南	2018	中国医师协会中西医结合医师分会/中国中西医结合学会心血管病专业委员会/中国中西医结合学会重症医学专业委员会/中国医师协会中西医结合医师分会心脏介入专家委员会/中华医学会心血管学专业委员会/中国医师协会中西医结合医师分会急诊医学专家委员会/365心血管网/心肌梗死中医药防治联盟/中国中西医结合杂志社
		急性心肌梗死中医临床诊疗指南	2021	国家中医药管理局/中华中医药学会

疾病人群	数量	名称	年份	发布机构/团体
冠脉介入相关	4	经皮冠状动脉介入治疗（PCI）术后胸痛中医诊疗专家共识	2014	中华中医药学会介入心脏病专家委员会
		经皮冠状动脉介入治疗围手术期心肌损伤中医诊疗专家共识	2017	世界中医药学会联合会介入心脏病专业委员会/中华中医药学会心血管专业委员会介入心脏病学组/中国医师协会中西医结合医师分会介入心脏病专家委员会
		冠心病心绞痛介入前后中医诊疗指南	2018	中华中医药学会心血管病分会
		冠状动脉血运重建术后心绞痛中西医结合诊疗指南	2020	世界中医药学会联合会心血管病专业委员会/中国中西医结合学会心血管病专业委员会/中华中医药学会介入心脏病专家委员会/国家中医心血管病临床医学研究中心
心律失常	3	中医内科病见病诊疗指南（中医病证部分）·心悸	2008	中华中医药学会
		中医内科常见病诊疗指南（西医疾病部分）·室性早搏	2008	中华中医药学会
		中成药治疗室性早搏临床应用指南（2020年）	2021	国家中医药管理局/中国中药协会
猝死/心肺复苏	2	心肺复苏与中西医结合急救指南（草案）	2007	江苏省中西医结合学会急诊分会/江苏省中西医结合学会急诊分会
		猝死中医临床诊疗专家共识	2020	中华中医药学会
心肌病	4	中医内科常见病诊疗指南（西医疾病部分）·病毒性心肌炎	2011	中华中医药学会
		国际中医临床实践指南·病毒性心肌炎	2020	中华中医药学会心血管病分会
		糖尿病心肌病中医病证结合诊疗指南	2022	中国医师协会中西医结合医师分会内分泌与代谢病学专业委员会
		脓毒症心肌病中西医结合诊治专家共识	2022	中国中西医结合学会重症医学专业委员会/中国医师协会中西医结合医师分会心脏病专业委员会
心力衰竭	4	中医内科常见病诊疗指南（西医疾病部分）·心力衰竭	2008	中华中医药学会
		慢性心力衰竭中医诊疗专家共识	2014	冠心病中医临床研究联盟/中国中西医结合学会心血管疾病专业委员会/中华中医药学会心病分会/中国医师协会中西医结合医师分会心血管病专业委员会
		慢性心力衰竭中西医结合诊疗专家共识	2016	中国中西医结合学会心血管疾病专业委员会/中国医师协会中西医结合医师分会心血管病专业委员会
		中成药治疗心力衰竭临床应用指南（2021年）	2022	国家中医药管理局/中国中药协会

疾病人群	数量	名称	年份	发布机构/团体
高血压	6	高血压中医诊疗指南	2011	中华中医药学会
		中医循证临床实践指南（中医内科分册）高血压病	2011	中国中医科学院
		高血压病中成药临床应用的专家共识建议	2011	未注明
		高血压中医诊疗专家共识	2019	中华中医药学会心血管病分会
		中医治未病·高血压伴发焦虑专家共识	2020	国家中医药管理局/中华中医药学会
		中成药治疗原发性高血压临床应用指南（2021年）	2022	国家中医药管理局/中国中药协会
动脉粥样硬化	5	周围血管科常见疾病证候诊治指南（2015）	2016	中华中医药学会周围血管病分会
		动脉粥样硬化中西医结合诊疗专家共识	2017	中国中西医结合学会心血管病专业委员会血脂与动脉粥样硬化学组
		血栓闭塞性脉管炎中西医结合专家共识	2019	中国中西医结合学会周围血管疾病专业委员会血栓闭塞性脉管炎专家委员会
		调理气血类中成药防治动脉粥样硬化心血管疾病临床应用专家共识	2020	中国心胸血管麻醉学会心血管病精准医疗分会调理气血类中成药共识专家组
		动脉粥样硬化中西医防治专家共识（2021年）	2022	中国医师协会中西医结合分会心血管专业委员会/中华中医药学会心血管病分会
血脂异常	2	中医内科常见病诊疗指南（西医疾病部分）高脂血症	2008	中华中医药学会
		血脂异常中西医结合诊疗专家共识	2017	中国中西医结合学会心血管病专业委员会动脉粥样硬化与血脂异常专业组
肺心病	1	慢性肺原性心脏病中医诊疗指南（2014版）	2014	中华中医药学会肺系病专业委员会
心脏康复	4	中西医结合冠状动脉旁路移植术Ⅰ期心脏康复专家共识	2017	国家心血管病中心
		中西医结合Ⅰ期心脏康复共识	2017	国家心血管病中心
		稳定性冠心病中西医结合康复治疗专家共识	2019	中国中医药研究促进会中西医结合心血管病预防与康复专业委员会
		中医康复临床实践指南·心肺康复	2020	中国中医药科技开发交流中心

疾病人群	数量	名称	年份	发布机构/团体
双心疾病	2	经皮冠状动脉介入治疗（PCI）手术前后抑郁和（或）焦虑中医诊疗专家共识	2014	中华中医药学会介入心脏病学专家委员会
		双心疾病中西医结合诊治专家共识	2017	中国中西医结合学会心血管病专业委员会双心学组

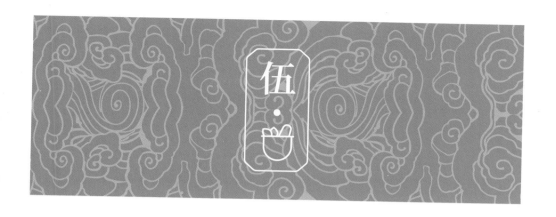

第五章

学术交流

　　2006 年 10 月 15 日，中华中医药学会心病分会于安徽省芜湖市正式宣告成立。分会坚持开展全国性、有影响力的学术研讨会，积极营造百花齐放、百家争鸣的学术环境，并大力推进国内外心病学科领域的学术交流，不断扩大学会影响力，争取将学术成果推广至不同学科并服务于广大人民。

一、2006 年中华中医药学会心病分会第八次学术年会

会议主题：中华中医药学会心病分会成立暨全国第八次学术年会。

会议时间：2006 年 10 月 14 ～ 16 日。

会议地点：安徽省芜湖市。

主办方：中华中医药学会。

参会人员：沈绍功、韩学杰、郑梅生、杨培君、黄永生、陈美华、唐蜀华、宋剑南、王安民、王阶、黄永生、陈美华、郑梅生、韩学杰、高峰、胡元会、李庆海、杨培君等及来自全国各地的代表。

会议内容：中华中医药学会心病学分会成立暨第八次全国学术年会于 2006 年 10 月 14 日在安徽省芜湖市隆重召开（图 5-1）。会议由中国中医科学院沈绍功教授主持，中华中医药学会学术部主任刘平、办公室主任朱桂出席会议。会上，中国中医科学院韩学杰主任医师汇报了心病学分会筹建经过，说明了心病学分会是在原全国胸痹急症协作组和内科分会心病专业委员会基础上组建成立的二级分会。会议经选举产生了中华中医药学会首届心病分会委员会。分会的成立将对推进中医药心病学术的发展、弘扬心病的诊治优势、提升心病疗效水平起到积极的推动作用。

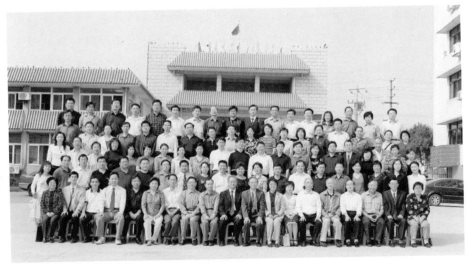

图 5-1　中华中医药学会心病分会成立暨全国第八次学术年会

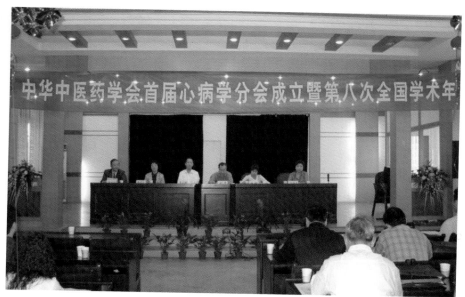

图 5-1 中华中医药学会心病分会成立暨全国第八次学术年会（续）

二、2007 年中华中医药学会心病分会第九次学术年会

会议主题：中华中医药学会心病分会第九次学术年会。

会议时间：2007 年 9 月 22 ~ 24 日。

会议地点：河南省郑州市。

主办方：中华中医药学会主办、河南省中医院承办、河南中医学院第三附属医院协办。

参会人员：沈绍功、韩学杰、韩丽华、黄永生、王振涛、李庆海、刘红旭、吴伟、郑梅生、毛静远、陈美华、吕志杰及来自全国各地的多名代表。

会议内容：由河南省中医院承办、河南中医学院第三附属医院协办的中华中医药学会心病分会第九次学术年会于 2007 年 9 月 22 ~ 24 日在河南省郑州隆重召开（图 5-2）。

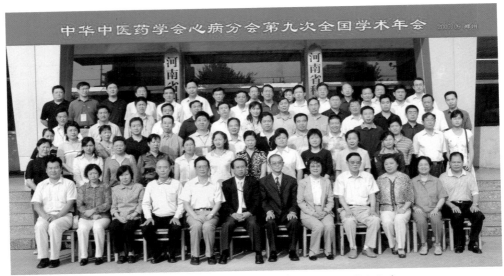

图 5-2　中华中医药学会心病分会第九次全国学术年会

9 月 22 日晚召开了大会预备会，由韩学杰秘书长向全体委员介绍了心病分会成立一年来所做的主要工作，表示分会按照任期目标，逐项完成任务，目前就高血压病、高脂血症、冠心病心绞痛三种疾病的共识已经形成初稿，在北京举行了两次常委会并对其进行了讨论和商订，此次会议的主要目标是对编写的共识进行深入讨论，征询各位委员意见，与会者一致认为编写心病诊治共识是一件很有意义及其紧迫的事情，就共识编写问题进行了讨论。

开幕式于 9 月 23 日上午由河南省中医院韩丽华院长主持，河南省中医药管理局领导张健峰、河南省中医院党委书记杨豪等出席了开幕式，并致欢迎词。秘书长韩学杰致开幕词，68 位心病分会委员和 60 余位河南基层医生参加了开幕式。

开幕式结束后，进行了特别演讲及大会交流。沈绍功主任委员对中医辨证的实用化进行了讲解，提出了单元组合辨证分类方法，为中医的标准化提出了新的思路；黄永生教授提出调整肝肾阴阳、祛痰解毒通络法治疗高血压病；韩丽华、王振涛教授对 144 例病毒性心肌炎急性期病例进行了回顾性分析；李庆海教授报告了心悸宁丸治疗快速型心律失常的临床观察；韩学杰秘书长介绍了原发性高血压病"痰瘀互结"证的流行病学调查研究；刘红旭教授介绍了北京地区中、西医院在急性心肌梗死的治疗、疗效等方面的对照研究。吴伟、郑梅生、毛静远、陈美华、吕志杰等 11 名专家做了特别演讲，受到与会代表的热烈欢迎和高度评价，参会代表对其演讲进行了提问，大会学术氛围浓厚、代表关系融洽。

特别演讲后和 9 月 24 日全天，委员们就高血压病、高脂血症、冠心病心绞痛三种疾病的诊疗共识进行了讨论。与会委员积极发言，各抒己见，围绕共识的具体内容进行了学术争鸣。经过一天的讨论，委员达成以下共识。

（1）定名为高血压病中医诊治共识，冠心病心绞痛中医诊治共识，高脂血症中医诊治共识。

（2）概述分述中西医对三个心病的精简认识。

（3）辨证论治把舌脉作为金指标放在首位，主症要精，不列次症，证候分类要精简，以便临床操作，治则必须明确，推荐主要方剂，进行加减，增加急救部分，增加中医治疗措施，可以列入针剂，但必须按照《药典》规范用药。疗效评定突出中医证候学的量化指标。根据临床有效实用的原则，按照中医预防措施及非药物疗法增加有关内容。

（4）西医诊断、治疗及疗效标准按照最新进展列入附录。

三、2008 年中华中医药学会心病分会第十届学术年会

会议主题：中华中医药学会心病分会第十届学术年会暨吉林省中医药学会心病专业委员会首届二次学术会议。

会议时间：2008 年 9 月 21 ~ 23 日。

会议地点：吉林省长春市。

主办方：中华中医药学会主办、吉林省中医药学会承办。

参会人员：沈绍功、韩学杰、黄永生、韩丽华、李庆海、郑梅生、陈美华、杨培军、刘红旭、吴伟、刘冬立、吕志杰、张学智及来自全国各地的多名代表。

会议内容：由中华中医药学会主办、吉林省中医药学会承办的"中华中医药学会心病分会第十届学术年会暨吉林省中医药学会心病专业委员会首届二次学术会议"在长春市召开（图 5-3）。

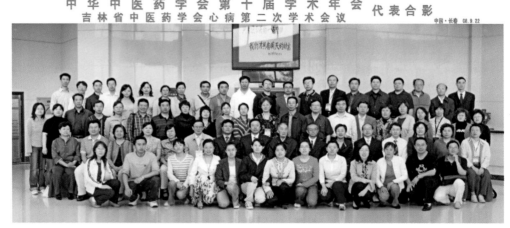

图5-3　中华中医药学会心病分会第十届学术年会暨吉林省中医药学会心病第二次学术会议

　　全国著名中医学专家、长春中医药大学著名教授任继学、中华中医药学会心病分会主任委员沈绍功教授、秘书长韩学杰教授、长春中医药大学校长王之虹教授、长春中医药大学附属医院院长宋柏林、吉林省中医药学会秘书长朱桂祯到会并讲话，来自全国各地的100多位心病领域的专家、学者参加了此次会议。会议由吉林省中医药学会心病专业委员会主任委员黄永生主持。

　　在学术交流过程中，中华中医药学会心病分会秘书长韩学杰教授做了《高血压病痰瘀互结与血管彩超的临床应用》的报告；长春中医药学大学附属医院心病科黄永生教授做了《冠心病心律失常临床治疗体会》的报告；河南省中医院韩丽华教授做了《172例病毒性心肌炎病例回顾性总结》的报告；河南中医学院第三附属医院李庆海教授做了《发挥中医优势，抓住治疗时机，提高冠心病疗效》的报告，芜湖市中医院高血压中心郑梅生教授做了《老年高血压的特点及中医药治疗》的报告；福建省第二人民医院陈美华教授做了《浅述非勺型高血压危害及中医药干预》的报告；中华中医药学会心病分会主任委员沈绍功教授做了《中医心病的辩证特色及其取效对策》的报告；陕西中医学院附属医院杨培军教授做了《运用中医平调阴阳理肝祛邪法治疗高血压病的临床心语》的报告；北京市中医医院刘红旭教授做了《充血性心力衰竭的中医症候特点文献研究》的报告；广州中医药大学第一附属医院吴伟教授做了《从刘完素"寒凉派"学术思想思考冠心病热毒病机》的报告；香港大学专业进修学院生命科学院及科技学院刘冬立教授做了《高脂血症从痰论治的临床疗效》

的报告；河北医科大学中医学院吕志杰教授做了《补阳还五汤制方本义与"治未病"的探讨》的报告；北京大学第一医院张学智教授做了《荷丹片治疗血脂异常合并肝功能异常的临床观察》的报告。各位专家精彩的报告，使参会代表受益匪浅。

四、2009 年中华中医药学会心病分会第十一次学术年会

会议主题：中华中医药学会心病分会第十一次全国学术年会。

会议时间：2009 年 10 月 17 ～ 19 日。

会议地点：浙江省杭州市。

主办方：中华中医药学会心病分会、浙江正大青春宝药业有限公司。

参会人员：沈绍功、韩学杰、黄永生、刘红旭、陈美华、韩丽华、郑梅生、李庆海、杨培君、胡元会、陆蜀、刘玉洁、吕志杰及来自全国各地的多名代表。

会议内容：为提高心病防治专业人员的学术水平，沟通医疗信息，交流诊治经验，推广特色成果，于 2009 年 10 月在杭州召开全国第十一次中医心病学术年会，本次学术会议由中华中医药学会心病分会和浙江正大青春宝药业有限公司共同举办，收到论文 60 余篇，与会代表 80 余人（图 5-4）。

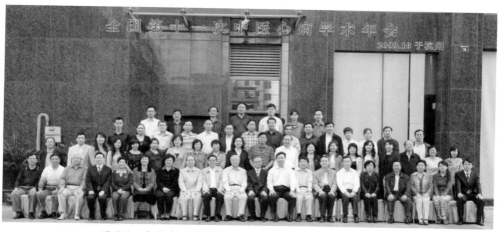

图 5-4　中华中医药学会心病分会第十一次全国学术年会

五、2010年中华中医药学会心病分会第十二次学术年会暨中华中医药学会心病分会换届选举工作会议

　　会议主题：中华中医药学会心病分会全国第十二次学术年会暨中华中医药学会心病分会换届选举工作会议。

　　会议时间：2010 年 9 月 27 ～ 29 日。

　　会议地点：江苏省无锡市。

　　主办方：中华中医药学会心病分会主办，无锡市中医院承办。

　　参会人员：沈绍功、韩学杰、黄永生、陈美华、王阶、韩学杰、刘红旭、郑梅生、韩丽华、李庆海、杨培君、吴伟、张艳、周高峰、徐惠梅、姜德友、周亚滨、刘德桓、邓悦、陆曙及来自全国各地的多名代表。

　　会议内容：2010 年 9 月 27 ～ 29 日，由中华中医药学会心病分会主办，无锡市中医院承办的"全国第十二次中医心病学术年会暨中华中医药学会心病分会换届选举工作会议"在江苏省无锡市隆重召开。大会通过民主推荐，无记名投票方式选举产生了新一届主任委员、副主任委员、常务委员和委员（图 5-5）。

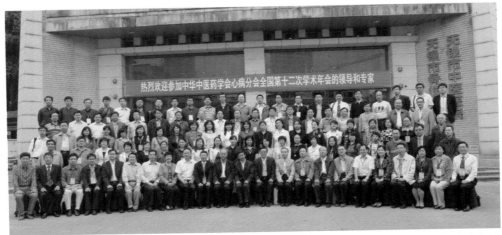

图 5-5　中华中医药学会心病分会全国第十二次学术年会暨中华中医药学会心病分会换届选举工作会议

2010 年 9 月 27 日晚 9 ～ 10 点在无锡市中医院住院楼 16 楼会议室召开了中华中医药学会心病分会换届工作领导小组会议，会议由中华中医药学会学术部主持，在"坚持民主、团结、和谐"的原则指导下，广泛听取专家意见，一致通过了换届程序与办法，并确定了 28 日的会议议程。

2010 年 9 月 28 日上午 8 点正式召开了中华中医药学会心病分会换届工作会议。首先由韩学杰教授代表第一届心病分会委员会做工作总结；其次到会代表一致通过了心病分会换届程序与表决办法，鼓掌通过了心病分会委员名单，举手通过了心病分会主任委员、副主任委员、常务委员名单，由新当选的主任委员王阶教授提名秘书长、副秘书长及学术秘书并会议通过。新当选主任委员及各副主任委员分别做了简短的讲话。

2010 年 9 月 28 日上午 9 点正式召开了心病分会全国第十二次学术年会，无锡市中医医院院长王扶林、无锡市卫生局局长兼党委副书记方佩英、江苏省中医药学会秘书长黄亚博、心病分会新任主任委员王阶、中华中医药学会副会长兼秘书长李俊德分别在开幕式上讲话。开幕式后集体留影。10 点至下午 4 点，由王阶、黄永生、郑梅生等代表分别做了"中医临床证据分级与评分体系研究""顽固性先天伏寒治疗体会""中药玉夏胶囊对肾性高血压大鼠血压降压影响"的学术报告。

整个会议在各位代表的积极参与下顺利召开并顺利闭幕，下一步将在新一届心病分会领导下，进一步完成心血管相关疾病的诊疗规范，扩大学术网络，建立高水平的学术平台，促进中医药的发展。

六、2011 年中华中医药学会心病分会学术年会

会议主题：2011 年中华中医药学会心病分会学术年会暨北京中医药学会心血管病专业委员会年会。

会议时间：2011 年 12 月 10 日。

会议地点：北京市。

主办方：中华中医药学会心病分会、北京中医药学会心血管病专业委员会主办，中国中医科学院广安门医院承办，中华中医药学会、北京中医药学会、北京市自然科学基金委员会、中国中医科学院共同支持。

参会人员：潘岢厘、宋静波、刘平、高丹枫、张伯礼、吴以岭、王阶及来自全国各地的 200 多位代表。

会议内容：本次会议受到中医心血管病领域专家的广泛重视和积极参与，新加坡义安中医药中心主任，新加坡交通部原副部长、国防部副部长潘岢厘先生及宋静波女士专程从新加坡赶来参加本次会议。中华中医药学会学术部刘平主任，北京中医药学会高丹枫秘书长到会并作重要发言。中国工程院院士、中国中医科学院院长张伯礼教授，中国工程院院士吴以岭院士，上海第二军医大学吴宗贵教授，中国中医科学院广安门医院王阶教授到会并作大会专题报告。来自全国各地的 200 多位代表出席了会议。大会共收到各地投寄稿件 270 余篇，其中大会专题报告 26 篇。大会设置有大会专题报告，冠心病及心肌炎专场、高血压及心力衰竭专场 2 个分会场，对当前中医心血管病学界的热点问题进行了交流和探讨。

七、2012 年中华中医药学会心病分会学术年会

会议主题：2012 年中华中医药学会心病分会暨北京中医药学会心血管病专业委员会学术年会。

会议时间：2012 年 8 月 12 日。

会议地点：北京市。

主办方：中华中医药学会心病分会、北京中医药学会心血管病专业委员会主办，中国中医科学院广安门医院承办，中华中医药学会、北京中医药学会、北京市自然科学基金委员会、中国中医科学院共同支持。

参会人员：张伯礼、胡盛寿、刘平、王春生、吴以岭、王阶、刘中勇及来自全国各地的 100 多位代表。

会议内容："2012 年中华中医药学会心病分会学术年会暨北京中医药学会心血管病专业委员会年会"于 2012 年 8 月 12 日在北京市召开（图5-6）。本次会议作为"2012 年中国心脏大会"分会场，由中华中医药学会心病分会、北京中医药学会心血管病专业委员会主办，中国中医科学院广安门医院承办，中华中医药学会、北京中医药学会、北京市自然科学基金委员会、中国中医科学院共同支持。本次会议受到国内外心血管病领域著名中医、西医及中西医结合专家的广泛重视和积极参与，中国工程院院士、中国中医科学院院长、天津中医药大学校长张伯礼教授以及阜外心血管病医院院长胡盛寿教授专程前往参加了本次会议。中华中医药学会学术部刘平主任，北京中医药学会秘书长王春生到会并做重要发言。中国工程院院士吴以岭院士，中国中医科学院广安门医院王阶教授，江西中医学院附属医院副院长刘中勇教授到会并做大会专题报告。来自全国各地的 100 多位代表出席了会议。大会共收到各地投寄稿件 300 余篇，其中中英文摘要 110 篇，分别刊登在《中国循环杂志》2012 年增刊及《CARDIOLOGY》杂志 2012 增刊上。大会设置了 3 个学术讲座，内容涵盖了冠心病、高血压、心肌炎、心肌病、心律失常、介入心脏病等心血管常见病、多发病的预防、诊断、治疗、方药、康复及学科建设等相关研究新进展，对当前中医心血管领域新理论、新概念、新技术、新方法等热点问题进行了交流和探讨。

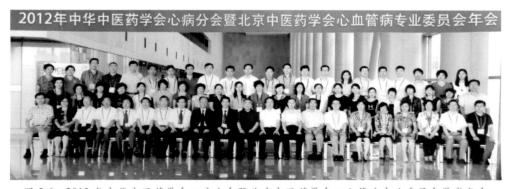

图 5-6　2012 年中华中医药学会心病分会暨北京中医药学会心血管病专业委员会学术年会

八、2013 年中华中医药学会心病分会学术年会

会议主题：2013 年中华中医药学会心病分会学术年会。

会议时间：2013 年 8 月 31 日。

会议地点：甘肃省兰州市。

主办方：由中华中医药学会主办，中华中医药学会心病分会、甘肃省中西医结合心脑血管病专业委员会、甘肃省中西医结合络病专业委员会、甘肃省中医学院附属医院、中国中医科学院广安门医院承办。

参会人员：吴以岭、王阶及来自全国各地的 300 多位代表。

会议内容："2013 年中华中医药学会心病分会学术年会"于 2013 年 8 月 31 日在甘肃省兰州市召开（图 5-7）。本次会议由中华中医药学会主办，中华中医药学会心病分会、甘肃省中西医结合心脑血管病专业委员会、甘肃省中西医结合络病专业委员会、甘肃省中医学院附属医院、中国中医科学院广安门医院承办。本次会议受到国内外心血管病领域著名中医、西医及中西医结合专家的广泛重视和积极参与，中国工程院院士吴以岭院士专程前往参加了本次会议，主任委员王阶教授及大部分常委委员参加会议并做了大会专题报告。大会设立了学术交流的方向为中医心血管疾病领域基础与临床研究、传统医学的传承与创新、培养和造就新型的中医心病队伍。来自全国各地的 300 多位代表出席了会议。大会共收到各地投寄稿件 100 余篇。会议当天有 17 位各地专家做了学术讲座，内容涵盖了冠心病、心力衰竭、高血压、心肌炎、心肌病、心律失常等心血管常见病、多发病的预防、诊断、治疗、中医药特色防治、康复及学科建设等相关研究新进展，对当前中医心血管领域热点问题进行了交流和探讨。会议成书一部，为《中华中医药学会心病分会 2013 年会论文集》。各与会代表对学科发展、学术进步和学会组织等方面建言献策，一致反映每年一度的学术年会汇聚当年的学科发展，是一个学习、展示、交流的平台。

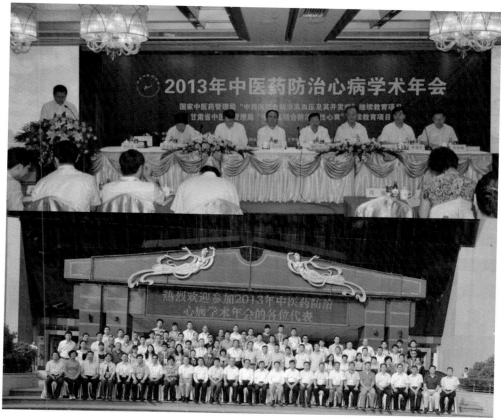

图 5-7　2013 年中华中医药学会心病分会学术年会

九、2014 年中华中医药学会心病分会学术年会暨换届选举会议

会议主题：2014 年中华中医药学会心病分会学术年会。

会议时间：2014 年 12 月 5 ～ 6 日。

会议地点：北京市。

主办方：中华中医药学会心病分会主办，中国中医科学院广安门医院承办，中华中医药学会、中国中医科学院共同支持。

参会人员：刘平、王阶及多位心病分会委员。

会议内容："2014年中华中医药学会心病分会学术年会"于2014年12月5日至6日在北京市召开（图5-8）。本次会议由中华中医药学会心病分会主办，中国中医科学院广安门医院承办，中华中医药学会、中国中医科学院共同支持。

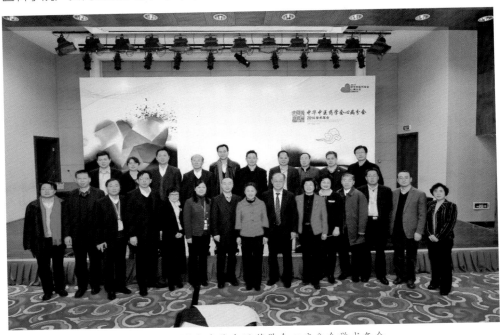

图5-8　2014年中华中医药学会心病分会学术年会

2014年12月5日中华中医药学会心病分会首先在中华中医药学会的监督与支持下，本着公平、公正、公开的原则，顺利完成了第三届委员会委员、常务委员及领导人员的换届选举。换届会议由中华中医药学会学术部刘平主任主持，刘平主任宣读了学术委员会选举办法和学术委员会选举监票人名单及委员候选人名单。上一届主任委员王阶教授对第二届中华中医药学会心病分会界内工作做了系统的总结和回顾，在中华中医药学会的领导下，在广大心病分会委员和全国心病领域医务工作者的共同努力下，围绕国内外中医药心血管病发展的大局，在学术交流、继续教育、科学普及、论文撰写、科研实践等方面做了大量的工作。主要包括以下几个方面：

完成换届选举，完善组织结构；开展学术交流、举办学术年会；做好继续教育，抓好科学普及；助推科学研究，共享科研成果；做好人才培养，强化学术队伍。心病分会的工作对开创学会的新局面，提高学会的凝聚力和影响力起到积极的推动作用。

与会全体教授经民主选举，182 人当选心病分会第三届学术委员会委员，53 人当选常务委员，根据学术委员会章程，经提名和选举，王阶教授当选第三届心病分会学术委员会主任委员。

第三届心病分会主任委员王阶教授对中华中医药学会和广大委员的支持与肯定表示感谢，并表示以换届工作为契机，庄重承诺未来工作的方向与内容。①认真贯彻落实党中央、国务院扶持中医药事业发展的方针政策，推动中医药继承与创新，丰富和发展中医药理论与实践，为提高全民健康水平和全面建设小康社会服务。②继续发扬心病分会在中医药心病学科的领头作用，承担起心血管领域学术研究的统筹引领作用，促进中医药心病学科的人才培养与临床、科研均衡发展。③坚持开展全国性、有影响力的学术研讨会，做好心病学科领域内的学术交流，在保持心病学会内部活力和学术积极性的同时，扩大本学会的影响力，争取将本学会的学术成果推广至不同学科和服务广大人民。

十、2015 年中华中医药学会心病分会学术年会

会议主题：2015 年中华中医药学会心病分会学术年会。

会议时间：2015 年 10 月 23 ～ 24 日。

会议地点：山东省济南市。

主办方：中华中医药学会主办，中华中医药学会心病分会、山东省中医院、中国中医科学院广安门医院承办。

参会人员：于淑芳、刘绍绪、张成博、杨传华、王阶、吴宗贵、韩丽华、胡元会、王显等国内知名中医和中西医结合心血管病专家及来自全国各地的 200 多位代表。

会议内容："2015 年中华中医药学会心病分会学术年会"于 2015 年 10 月 23 日

至 24 日在山东省济南市召开。本次会议由中华中医药学会主办，中华中医药学会心病分会、山东省中医院、中国中医科学院广安门医院承办。山东中医药学会会长于淑芳致欢迎辞，山东省卫计委（现山东省卫生健康委员会）副巡视员刘绍绪、山东中医药大学副校长张成博出席开幕式。中华中医药学会心病分会副主任委员、山东省中医院院长杨传华教授主持了开幕式。中华中医药学会心病分会主任委员王阶、中国中西医结合学会心血管病专业委员会主任委员吴宗贵、中华中医药学会名医学术思想研究分会主任委员韩丽华、北京中医药学会心血管病专业委员会主任委员胡元会、介入心脏病学分会主任委员王显等国内知名中医和中西医结合心血管病专家通过主题报告、专题报告、卫星会和沙龙会等多种交流形式，集中展示了高血压、冠心病、心力衰竭、心律失常等相关领域的最新进展。

来自全国各地的 200 多位代表出席了会议。大会共收到会议论文 121 篇，学术交流内容包括 6 个主旨报告和 12 个学术报告，涵盖了冠心病、高血压、心肌炎、心肌病、心律失常等心血管常见病、多发病的防治、康复及基础研究进展，对当前中医心血管领域新理论、新概念、新技术、新方法等热点问题进行了交流和探讨。与会代表积极参与并认真聆听了主旨演讲及学术报告，本次学术年会极大地促进了中医药防治心血管病的临床和科研学术水平，起到了心病分会在全国心血管病学术团体中的学术引领作用。

十一、中华中医药学会心血管病分会 2016 年学术年会

会议主题：中华中医药学会心血管病分会 2016 年学术年会。

会议时间：2016 年 11 月 11 ～ 12 日。

会议地点：北京市。

主办方：中华中医药学会主办，中华中医药学会心血管病分会、中国中医科学院广安门医院承办。

参会人员：来自全国各地的 300 多位代表。

会议内容：2016 年 11 月 11 ～ 12 日，由中华中医药学会主办，中华中医药学会心血管病分会、中国中医科学院广安门医院承办的中华中医药学会心血管病分会2016 年学术年会在北京召开（图 5-9）。来自全国各地的 300 多位代表出席了会议。由新疆医科大学中医学院院长安冬青教授主持。中国工程院院士吴以岭、中国工程院院士程京、国家中医药管理局副局长马建中、北京市中医管理局局长屠志涛出席会议并发表讲话。

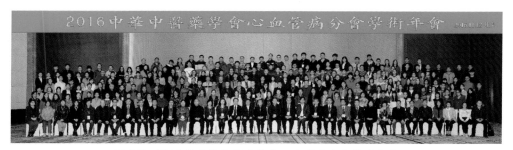

图 5-9　2016 年中华中医药学会心血管病分会学术年会

大会设置了 4 个主旨报告，2 个午间卫星会，2 个学术分论坛，共计 34 个学术报告，内容涵盖了冠心病、高血压、心肌炎、心肌病、心律失常、介入心脏病等心血管常见病、多发病的预防、诊断、治疗、方药、康复及学科建设等相关研究新进展，对当前中医心血管领域新理论、新概念、新技术、新方法等热点问题进行了交流和探讨。

吴以岭院士做了题为"脉络学说构建及其指导血管病变防治研究"的主旨报告，以脉络学说为指导，深入探讨"脉络血管系统病"共性病理环节的病生理基础；程京院士在主旨报告中介绍其团队联合各方力量开发的"二代基因测序平台"，对中医所用天然药物中粗提物和单体作用的靶基因进行高通量快速分析，开展了药物作用机制阐释研究，已取得一定成果；心血管病分会主任委员王阶教授做了题为"中医传统养生与冠心病保健"的主旨报告，以中医传统养生内涵为切入点，梳理总结了传统养生的具体内容，包括起居、饮食、服饰、四季、运动等养生内容；国家心血管临床医学研究中心主任马长生教授阐述了房颤治疗的新指南和新观点，结合临床实践就一些更新内容进行探讨。

学术报告中，王忠教授介绍了缺血性心脏病的分子流行病学进展，以丹红注射液为观察药物，从基因组学 / 药物基因组学研究等层面探讨了作用机制；王晓峰教授通过应用中药联合冠心病基础治疗及心脏运动康复对冠脉搭桥术后患者进行中西医结合康复综合治疗，研究结果显示综合治疗方案能降低患者中医证候总积分改善患者的临床症状；林谦、衷敬柏、邓悦、徐惠梅、陆曙、刘中勇、韩丽华、李瑞杰、冯雪、徐浩、李庆海、李平、张艳、窦永起、张军平、韩学杰、李军、刘红旭、鲁卫星等教授分别做了专题报告。

大会共收到论文 119 篇，汇编成《2016 年中华中医药学会心病分会学术年会论文集》，内容 40 万余字。

十二、中华中医药学会心血管病分会 2017 年学术年会

会议主题：中华中医药学会心血管病分会 2017 年学术年会。

会议时间：2017 年 12 月 22 ～ 23 日。

会议地点：云南省昆明市。

主办方：中华中医药学会主办，中华中医药学会心血管病分会承办，中国中医科学院广安门医院、云南省中西医结合学会、云南省中医医院共同协办。

参会人员：吴以岭、程京、王阶、刘平、杨跃进、熊磊、温伟波及来自省内外700 多位中医、西医、中西医结合心血管专家代表。

会议内容：2017 年中华中医药学会心血管病分会学术年会暨云南第一届杏林柳叶刀心脏论坛于 2017 年 12 月 22 ～ 23 日在云南省昆明市召开（图 5-10）。本次会议由中华中医药学会主办，中华中医药学会心血管病分会承办，中国中医科学院广安门医院、云南省中西医结合学会、云南省中医医院共同协办，年会以"传承、融合、创新、发展"为大会主题。中国科学院院士吴以岭，中国科学院院士程京，中华中医药学会副会长、心血管病分会主任委员王阶，中华中医药学会副秘书长刘平，中国医学科学院阜外心血管医院副院长杨跃进，云南中医学院校长熊磊，云南省中医医院院长温伟波等同志参加会议开幕式并讲话。学术会议受到国内外心血管病领域著名中医、西医及中西医结合专家的广泛重视和积极参与，来自省内外 700 多位中医、西医、中西医结合心血管专家代表参加了会议。

　　大会设中西医结合基础、临床与基础研究热点、临床经验与学术传承、中医心脏康复、心血管病介入、心血管病护理等 7 个学术分论坛和版块，共计 75 个讲题，发布了中华中医药学会心血管病分会专家共识和诊疗标准 4 份，成书论文集一部，内容涉及临床研究、实验研究、理论探讨、传承医话、其他等 5 个方向，收集论文 104 篇，共 522464 字。

　　中华中医药学会副会长、心血管病主任委员王阶教授在开幕式发言中指出，中医药是中华民族文化的重要组成部分，中医药的复兴是中华民族伟大复兴的重要方面，号召与会专家做好中医药事业的传承与发展，这既是对中华文化的传承，也是为中华民族的伟大中国梦做出的巨大贡献。王阶教授以昆明西山的一幅著名对联"置身须向极高处，举首迈步在上人"勉励参会专家积极进取、不断进步，把心血管病学术发展贯穿到全国中医的发展中去。随后的主旨演讲中王阶教授做了中药干预冠心病冠脉临界病变研究的学术报告，提出活血化瘀药物的早期服用对于冠脉临界病变具有重要的干预作用。吴以岭院士做了脉络学说构建及其指导血管病变的防治研究学术报告，展示了络病学说在治疗微血管疾病方面的理论创新、实验证实、循证研究都取得了重大突破。程京院士做了中西医并重服务健康中国建设的学术报告，提出工程学保健的概念，将六诊合一的诊疗工程系统与身心调理和个性化调节的条例系统相结合创造完美的健康服务体系。杨跃进教授做了通心络治疗急性心肌梗死创新研究的突破方面的学术报告，提出以中医学理论为指导，研究发现通心络可缩小心肌梗死面积，具有促血管新生、抗心肌凋亡、促心肌自噬的重要作用。

　　"冠心病标准与共识发布会"是年会的重要议程，为进一步提高冠心病稳定性心绞痛的诊疗水平，中华中医药学会心血管病分会组织相关专家，以传统中医辨证论治为基本点，结合循证医学原理，通过古今文献回顾分析、临床流行病学调查、中成药系统综述、名老中医经验总结、专家咨询等系统研究工作，对冠心病稳定性心绞痛的基本证候特点、辨证用药规律等进行了梳理、归纳和总结，并经讨论制定了《冠心病稳定性心绞痛中医诊疗专家共识》，供临床参考。

　　本次年会首次开设了心血管病介入论坛、中医心脏康复论坛、中医心脏护理论坛，并首次使用网络直播模式，使大会的发言可以走进每个人的手机，提升了大会的影响力。

　　与会代表积极参与并认真聆听了主旨演讲及学术报告，本次学术年会极大地促进了中医药防治心血管病的临床和科研学术水平，起到了心血管病分会学术机构在全国心血管病学术团体中的学术引领作用。

　　会议的召开明确了心血管病发展方向，在未来工作中以十九大会议精神"坚持中西医并重，传承发展中医药事业"的重要部署为指引，继续推动中医药继承与创新，丰富和发展中医药理论与实践，促进中医药心血管病学科的人才培养与临床、科研均衡发展，做好心病学科领域内的学术交流，扩大本学会的影响力，争取将本学会的学术成果推广至不同学科和服务广大人民。

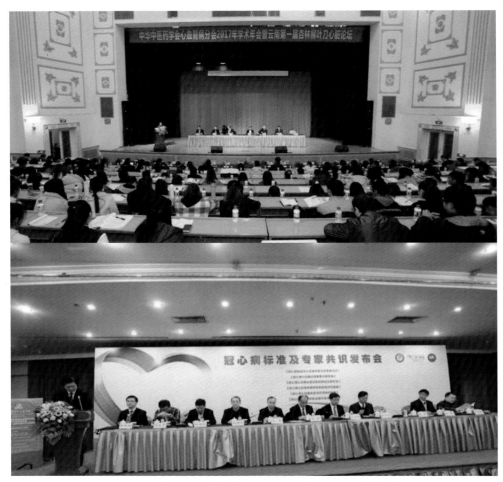

图 5-10　中华中医药学会心血管病分会 2017 年学术年会

十三、中华中医药学会心血管病分会 2018 年学术年会暨换届选举会议

会议主题：中华中医药学会心血管病分会 2018 年学术年会暨换届选举会议。

会议时间：2018 年 12 月 14 ～ 15 日。

会议地点：北京市。

主办方：中华中医药学会主办，中华中医药学会心血管病分会、中国中医科学院广安门医院承办。

参会人员：来自 29 个省、直辖市、自治区 500 余名代表。

会议内容：2018 年 12 月 14 ～ 15 日，由中华中医药学会主办，中华中医药学会心血管病分会、中国中医科学院广安门医院承办的中华中医药学会心血管病分会 2018 年学术年会暨换届选举会议在北京召开，来自 29 个省、直辖市、自治区 500 余名代表参加会议（图 5-11）。

换届选举会议由中华中医药学会副秘书长刘平、学术部主任庄乾竹主持，会议选举产生了中华中医药学会心血管病分会第四届委员会。中国中医科学院广安门医院王阶教授当选名誉主任委员，天津中医药大学第一附属医院毛静远教授当选主任委员，河南中医药大学第一附属医院朱明军教授当选常务副主任委员。大会选举副主任委员（按姓氏笔画排序）：王振涛、牛天福、方祝元、邓悦、卢健棋、刘中勇、刘红旭、安冬青、李应东、林谦、冼绍祥、胡元会、姚魁武、戴小华。秘书长：姚魁武。副秘书长：王永霞、王贤良、李军、吴伟。名誉副主任委员（按姓氏笔画排序）：王显、李庆海、杨传华、张艳、陆曙、陈金水、姜德友、徐惠梅、韩丽华、韩学杰、雷燕、薛一涛。

换届会议后，举行了中华中医药学会心血管病分会功能型党支部成立会议，天津中医药大学第一附属医院毛静远教授当选为党支部书记，河南中医药大学第一附属医院朱明军教授当选支部副书记，中国中医科学院广安门医院李军教授当选为纪检委员，王贤良当选为组织委员，王永霞当选为宣传委员。

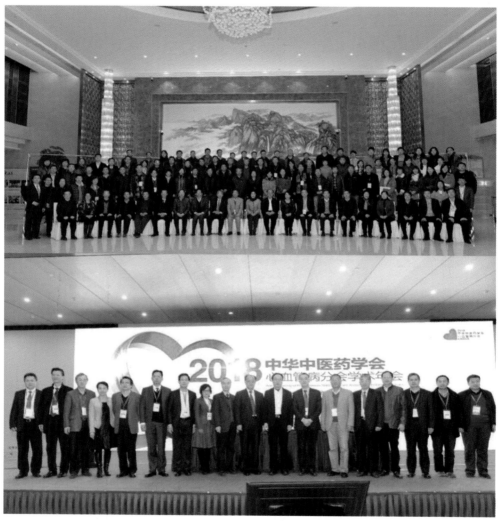

图 5-11　中华中医药学会心血管病分会2018年学术年会暨换届选举会议

学术会议开幕式由中国中医科学院广安门医院姚魁武教授主持，中华中医药学会副会长、中国工程院院士吴以岭，中华中医药学会副秘书长刘平，中华中医药学会副会长、中华中医中医药学会心血管病分会名誉主任委员王阶参加会议并分别致辞，毛静远教授代表第七届委员会做了工作总结。中华中医药学会学术部庄乾竹主任宣读了第四届委员会名单，中华中医药学会刘平副秘书长发表了讲话。

　　本届学术大会以"学术引领时代，智能助推发展"为主题，涉及冠心病、高血压、心律失常、血脂异常、代谢综合征、介入心脏病等心血管常见病、多发病的临床防治和科学研究等丰富内容，设 1 个主会场、2 个分会场，20 余位全国知名专家做了精彩的学术报告。与会代表积极参与并认真聆听了主旨演讲及学术报告，本次学术年会极大地促进了中医药防治心血管病的临床和科研学术水平，起到了心血管病分会学术机构在全国心血管病学术团体中的学术引领作用。

　　心血管病分会通过会议的召开，明确了发展方向，在未来工作中以十九大会议精神"坚持中西医并重，传承发展中医药事业"的重要部署为指引，继续推动中医药继承与创新，丰富和发展中医药理论与实践，促进中医药心血管病学科的人才培养与临床、科研均衡发展，做好心病学科领域内的学术交流，扩大本学会的影响力，争取将本学会的学术成果推广至不同学科和服务广大人民。

十四、中华中医药学会心血管病分会 2019 年学术年会

　　会议主题：中华中医药学会心血管病分会 2019 年学术年会。

　　会议时间：2019 年 11 月 14 ～ 16 日。

　　会议地点：天津市。

　　主办方：中华中医药学会主办，中华中医药学会心血管病分会、天津市中医药学会、天津中医药大学第一附属医院共同承办。

　　参会人员：张伯礼、刘志明、沈宝藩、王国辰、张富霞、李庆和、毛静远、朱明军及来自全国各地的代表。

　　会议内容：2019 年 11 月 14 ～ 16 日，由中华中医药学会主办，中华中医药学会心血管病分会、天津市中医药学会、天津中医药大学第一附属医院共同承办的中华中医药学会心血管病分会 2019 年学术年会在天津召开（图 5-12、图 5-13）。本次大会以"不忘初心，传承发展，促进健康"为主题，邀请了院士、国医大师及行业内

知名中、西医专家，分享交流中医药防治心血管疾病的临床及研究进展，共有来自全国的 800 余名专家、学者和学生代表参加了会议。

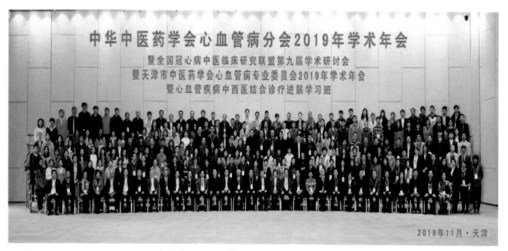

图 5-12 中华中医药学会心血管病分会 2019 年学术年会

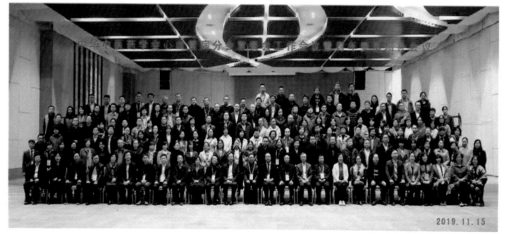

图 5-13 中华中医药学会心血管病分会常委会工作会议暨青年委员增补会议

开幕式由中华中医药学会心血管病分会常务副主任委员、河南中医药大学第一附属医院院长朱明军主持。中国工程院院士、天津中医药大学校长张伯礼，国医大师刘志明，国医大师沈宝藩，中华中医药学会副会长兼秘书长王国辰，天津市卫生健康委员会副主任张富霞，天津中医药大学党委书记李庆和，中华中医药学会心血管病分会主任委员、天津中医药大学第一附属医院院长毛静远等专家和领导出席开幕式。

张伯礼院士在致辞中强调：中医药学是中华民族的伟大创造，传承发展中医药学是发展中国特色社会主义事业的重要内容，是中华民族伟大复兴的大事；传承创新发展中医药事业，积极打造具有中国特色的卫生健康新模式，这个新模式就是中医和西医优势互补，协同发展，传承精华，守正创新。

王国辰副会长兼秘书长在讲话中要求心血管病分会要牢牢把握中医药振兴发展天时地利人和的大好时机，从提升分会的群众影响力、学术引领力、战略支撑力、文化传播力、国际影响力五大能力入手，充分认识新时代促进中医药传承发展的重大意义，准确把握全国中医药大会的战略部署，加快推进中医药传承创新发展。

学术交流环节，95岁高龄的国医大师刘志明教授做题为《中医的传承与发展》的报告，85岁高龄的国医大师沈宝藩教授做题为《中西医结合治疗高血压病的临证思路》的报告，两位国医大师对中医的热爱和对临床的执着，令人感动。

中西交融论坛上，海军军医大学附属长征医院吴宗贵教授做题为《中成药治疗心力衰竭的研究近况》的报告，中国医学科学院阜外医院张健教授做题为《慢性心衰的规范和管理》的报告，中国医学科学院阜外医院吴永健教授做题为《从2019CCS指南看心脏康复》的报告，广东省中医院张敏州教授做题为《心肌梗死救心、治心、养心三位一体模式》的报告，天津中医药大学第一附属医院毛静远教授做题为《中医药治疗心血管疾病的研究述评》的报告。

会议设置了冠心病与心脏康复论坛、动脉粥样硬化与血脂异常论坛、心力衰竭与心肌病论坛、高血压与心律失常论坛、经方传承论坛共四个分会场，围绕中医药防治心血管疾病的理论、技术、方法和策略等问题，分别进行了研讨和交流。会议期间召开了中华中医药学会心血管病分会常务委员工作会议。

会议气氛热烈，学术氛围浓厚，为心血管病防治专家学者搭建了凝聚共识、交流经验、结识朋友、推动协作的高水平学术交流平台，必将为推动中医及中西医结合防治心血管病事业的发展，发挥积极的作用。

十五、中华中医药学会心血管病分会 2020 年学术年会

会议主题：中华中医药学会心血管病分会 2020 年学术年会暨全国冠心病中医临床研究联盟第十届学术研讨会暨华北地区中医心血管专科联盟第二届学术研讨会暨天津市中医药学会心血管病专业委员会学术年会。

会议时间：2020 年 11 月 20 ～ 22 日。

会议地点：天津市（线上）。

主办方：中华中医药学会、全国冠心病中医临床研究联盟主办，中华中医药学会心血管病分会、天津市中医药学会、天津中医药大学第一附属医院共同承办。

参会人员：数位国内知名中医、西医及中西医结合心血管领域专家及来自全国 1.6 万余名医学同道。

会议内容：2020 年 11 月 21 日，由中华中医药学会、全国冠心病中医临床研究联盟主办，中华中医药学会心血管病分会、天津市中医药学会、天津中医药大学第一附属医院共同承办的"中华中医药学会心血管病分会 2020 年学术年会暨全国冠心病中医临床研究联盟第十届学术研讨会暨华北地区中医心血管专科联盟第二届学术研讨会暨天津市中医药学会心血管病专业委员会学术年会"开幕，本次会议因新型冠状病毒感染疫情原因，以线上直播形式召开（图 5-14）。

会议开幕式由中华中医药学会心血管病分会主任委员、天津中医药大学第一附属医院院长、大会主席毛静远教授主持。中国中医科学院名誉院长、天津中医药大学校长、全国名中医张伯礼院士，中华中医药学会王国辰秘书长，天津市卫生健康委员会张富霞一级巡视员，中国中医科学院广安门医院首席研究员、中华中医药学会心血管病分会名誉主任委员王阶教授，中医杂志社社长刘国正研究员，甘肃中医药大学党委书记李应东教授，新疆医科大学副校长安冬青教授，河南中医药大学第一附属医院院长朱明军教授，江苏省中医医院党委书记方祝元教授，江西中医药大学附属医院党委书记刘中勇教授，广州中医药大学第一附属医院院长冼绍祥教授，中国中医科学院广安门医院院长胡元会教授，北京中医药大学东直门医院副院长林

谦教授，广西中医药大学第一附属医院副院长卢健棋教授，长春中医药大学附属医院邓悦教授，首都医科大学附属北京中医医院刘红旭教授，安徽中医药大学第一附属医院戴小华教授，河南省中医院王振涛教授，山西省中医院牛天福教授，中国中医科学院广安门医院姚魁武教授等。

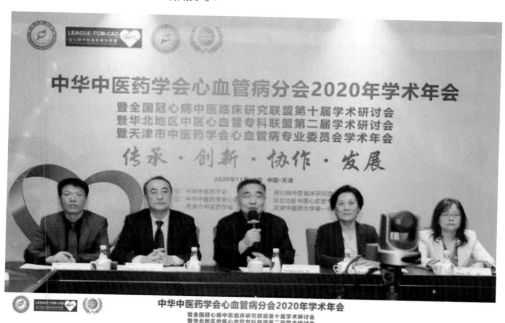

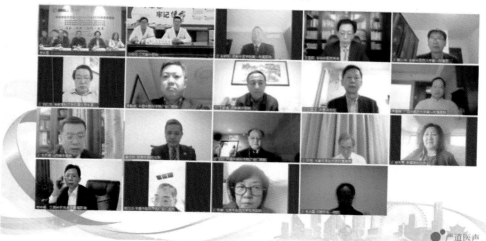

图 5-14　中华中医药学会心血管病分会 2020 年学术年会

毛静远教授致欢迎辞，代表承办单位中华中医药学会心血管病分会、天津中医药大学第一附属医院，向线上出席本次会议的各位领导、专家、同道表达了热烈的欢迎和衷心的感谢。张伯礼院士、王国辰秘书长、张富霞一级巡视员、刘国正社长分别致辞。张伯礼院士在致辞中指出，中医药为此次抗击疫情做出了重大贡献，也因此迎来了中医药发展的契机，希望通过组织这次心血管领域的会议，加强心血管临床和科研方面的合作，形成长期、有效的协作机制，共同完成更多的研究项目，获得更多的科研成果，切实把中医药继承好、发展好、利用好，使中医药更好地服务于广大人民群众。王国辰秘书长在致辞中强调了此次疫情中采取中西医结合、中西药并用方案的优越性，肯定了"三方三药"发挥了重要作用，增强了中医药人传承精华的自信。张富霞一级巡视员在致辞中肯定了天津中医药大学第一附属医院在推动中医药传承创新、落实京津冀协同发展、健康服务发展等方面做出的突出贡献，表示天津市卫生健康委将继续全力支持天津中医药大学第一附属医院作为国家中医针灸临床医学研究中心、国家（冠心病、中风病）中医临床研究基地，以及心血管等区域中医诊疗中心等的建设工作，积极推进中医药传承创新发展，让更多中医药发展的成果惠及群众健康。刘国正社长在致辞中对中华中医学会心血管病分会与中医杂志社合作创办的心血管病论文专辑进行了介绍。

大会以"传承、创新、协作、发展"为主题，采用线上直播形式召开。交流内容包括中医药抗击疫情的贡献与思考、心血管疾病的中西医诊断与治疗进展、名老中医的学术经验传承、心血管疾病的中医药循证研究、心血管系统疑难重症的诊断与治疗等多个方面，涵盖学科发展、诊疗进展、理论探讨、经验传承、临床研究、基础实验等多方面的热点内容。

大会除主题论坛外，分设 4 个分会场，涵盖冠心病与心脏康复论坛、动脉粥样硬化与血脂异常论坛、心力衰竭与心肌疾病论坛、高血压与心律失常论坛及青年论坛等，汇聚了来自全国各地，从事心血管疾病医、学、研多领域的知名专家进行授课，聚焦最前沿的中医、中西医心血管学术和相关领域的最新动态，共同研讨中医药防治心血管疾病的理论、技术、方法和策略。

本次会议共邀请到 89 位国内知名中医、西医及中西医结合心血管领域专家在线授课、交流讨论、分享心得，吸引了来自全国 1.6 万余名医学同道的在线参与和关注。会议的召开为医学同道提供了一个凝聚共识、交流经验、促进协作的高水平学术交流平台，推动了中医及中西医结合防治心血管病事业的发展。

十六、中华中医药学会心血管病分会 2021 年学术年会

会议主题：中华中医药学会心血管病分会 2021 年学术年会。

会议时间：2021 年 10 月 15 ～ 17 日。

会议地点：广西壮族自治区南宁市。

主办方：中华中医药学会主办，中华中医药学会心血管病分会、广西中医药大学第一附属医院、天津中医药大学第一附属医院承办。

参会人员：韦贵康、丁书文、毛静远、吴宗贵、刘国正、王显、张健、张敏州、李浪、林谦、邓悦、刘红旭、吴伟、林谦、刘中勇、毛威、姚魁武、何劲松、王肖龙、王贤良、陈晓虎、李应东、戴小华、樊官伟、黄凯、陆峰、李荣、史大卓、王永霞、许滔、姚魁武、岳桂华、胡元会、王庆高、王佑华、李军、王振涛、毕颖斐、熊兴江、谭炜、殷拥军、袁天慧、温志浩、李锡光、毛以林、卢健棋、吉庆伟、潘朝锌、唐耀平、韩景波、吕渭辉、黄依兰、吴韫宏、陈杨、朱继金、胡嗣钦、黄德庆、卢健棋、李芳、蓝洲、王兵、王政林、张元侃及来自全国各地的多名代表。

会议内容：10 月 16 日，由中华中医药学会主办，中华中医药学会心血管病分会、广西中医药大学第一附属医院、天津中医药大学第一附属医院承办的"中华中医药学会心血管病分会 2021 年学术年会"在南宁召开（图 5-15）。同期召开广西中医药学会心血管病专业委员会 2021 年学术年会、广西中医药学会急诊专业委员会 2021 年学术年会，会议采取线下、线上相结合的形式。

"人民英雄"国家荣誉称号获得者、中国工程院院士、天津中医药大学名誉校长张伯礼，广西壮族自治区人民代表大会常务委员会副主任刘有明，中华中医药学会副会长兼秘书长王国辰，中华中医药学会心血管病分会主任委员、天津中医药大学第一附属医院院长毛静远，广西中医药大学党委副书记庞宇舟，广西中医药管理局医政处处长潘霜，广西中医药学会秘书长黄波夫，广西中医药大学第一附属医院院长谢胜等领导和专家出席开幕式并致辞，开幕式由广西中医药大学第一附属医院副院长卢健棋主持。

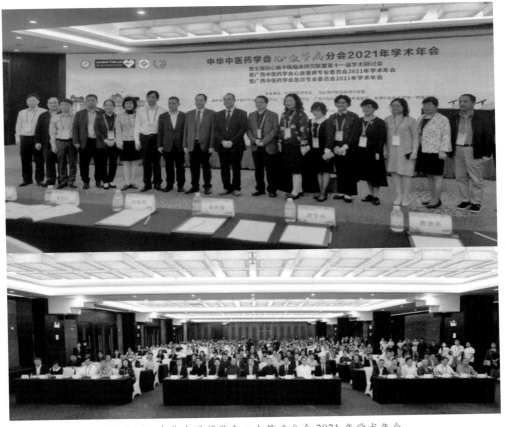

图 5-15　中华中医药学会心血管病分会 2021 年学术年会

　　开幕式后毛静远、卢健棋接受媒体采访。毛静远指出，在心血管疾病的防治以及后期的康复等各个环节，中医药都有着不可替代的作用，尤其是在预防方面，中医治未病的思想有明显优势。卢健棋表示，很多心血管疾病患者不只心脏有问题，心理也容易产生问题，中医药在治疗"双心疾病"方面有着明显的特色优势。

　　大会以"传承 创新 协作 发展"为主题，除主题论坛外，分设冠心病与介入论坛、动脉粥样硬化与血脂异常论坛、心力衰竭论坛暨慢性心力衰竭中西医临床协作治疗学习班、心律失常与心脏康复论坛、高血压论坛与青年论坛等多个分会场，汇聚了来自全国各地，从事心血管疾病医、学、研多领域的知名专家进行授课与分享，共同研讨中医药防治心血管疾病的理论、技术、方法和策略。

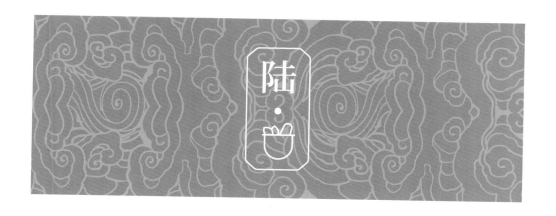

| 第六章 |

疫情防控

中华中医药学会心血管分会自新型冠状病毒感染（曾用名为"新型冠状病毒肺炎"）出现以来，积极响应国家号召，认真贯彻习近平总书记重要指示精神。诸多专家奔赴抗击新型冠状病毒感染疫情第一线，深入定点医院，发挥中医药专业特色，为患者们制订了中西医结合诊治方案；也有许多专家坚守后台，指挥作战，起草方案，为各地疫情防控提供坚实的技术支持与方案策略，为打赢疫情防控阻击战做出突出贡献。

一、毕颖斐（天津中医药大学第一附属医院）

自新型冠状病毒感染（以下简称"新冠感染"）疫情暴发后，第一时间深入隔离病区（红区）开展中医诊疗工作，执笔撰写了《新型冠状病毒肺炎中医诊疗天津方案》，协助建立了天津地区"里应外合"的中医会诊模式，运用现代方法评价中西医结合治疗效果。已发表新冠相关中文核心期刊学术论文 7 篇，参与国家科技应急攻关项目 1 项，主持天津市"新型冠状病毒感染应急防治"科技重大专项 1 项，被评为中华中医药学会抗疫先进个人，天津市教育委员会抗击疫情课程思政优秀教师，天津中医药大学最美战"疫"先锋，被聘为天津市高校思想政治理论宣讲"教授团"成员，相关事迹发布于《致敬最美战疫医生》（人民卫生出版社）（图 6-1）。

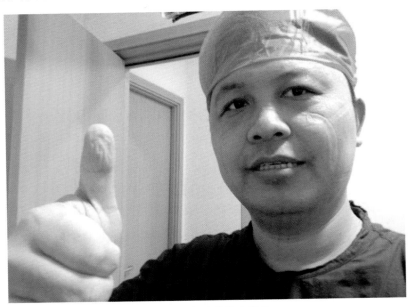

图 6-1　毕颖斐抗疫照片

二、常红卫（宁夏中医研究院）

2020 年 1 月 22 日，宁夏发现首例新冠感染患者，常红卫教授接到通知后是第一个参加会诊的中医专家。1 月 29 日接到卫健委紧急通知要求作为自治区中医专家组成员入驻宁夏唯一一家收治确诊病例的第四人民医院，参与制定了《宁夏回族自治区新型冠状病毒肺炎中医防治方案》。在奋斗了 60 多个日日夜夜后，宁夏确诊的 75 例病例中 74 例服用了中药，全部痊愈出院，中药参与率 98.7%。彰显了中医的力量。参与《新型冠状病毒感染的肺炎中医药防治集成技术研发与示范推广项目》获第二届宁夏创新争先奖牌（图 6-2）。

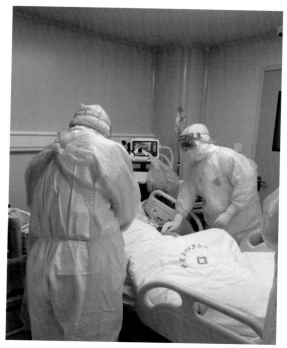

图 6-2　常红卫抗疫照片

三、陈启兰（杭州市中医院）

陈启兰同志长期从事中医心血管病的临床、教学、科研工作，政治上有高度，不断提升政治素养，响应国家号召，主动请缨支援湖北战疫，战疫期间完成了"打胜仗、零感染"的既定目标；专业上精益求精，努力上进，不断学习提高；科室管理深度参与，工作成绩突出（图6-3）。

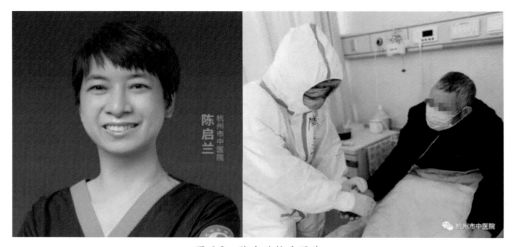

图6-3 陈启兰抗疫照片

四、段刚峰（武汉市中西医结合医院）

2020年9月～2021年10月从武汉赴新疆博乐市人民医院（博乐市中西医结合医院）工作，任党委副书记、院长，将在湖北武汉的疫情防控成功经验带到新疆博尔塔拉蒙古自治州博乐市。通过规范发热门诊建设、加强人员培训及强化实战演练、开具发热门诊协定方等措施，实现预检分诊、发热门诊一站式闭环管理，创立信息化远程会诊和中西医结合的特色治疗。在州市党委的领导和支持下，博乐市人民医院发热门诊荣获"2020年度自治区抗击新冠肺炎疫情先进集体"的荣誉称号（图6-4）。

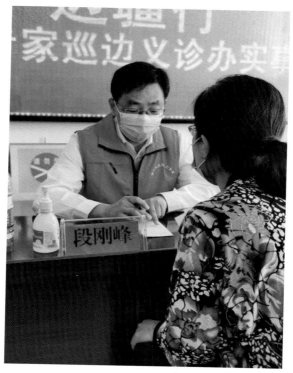

图 6-4　段刚峰照片

五、顾宁（南京市中医院）

2021年7月下旬，南京新冠感染疫情突发，顾宁作为专家代表于8月3日参加南京市人民政府疫情防控新闻发布会，宣传中医药防控新型冠状病毒感染疫情作用相关知识，解疑答惑，得到社会各界良好反馈。2021 年 8 月 7 日起赴"江苏省新冠肺炎康复定点医院 (溧水区中医院)"工作 30 天，参与所有入院的新冠感染康复期患者的康复治疗全过程，作为南京地区中医专家组成员，积极发挥中医药特色，突显中医药在新冠感染康复治疗中的核心作用。获中共南京市委、市人民政府授予"2021 年南京市扛起'争当表率、争做示范、走在前列'三大光荣使命先进个人"荣誉称号（图 6-5）。

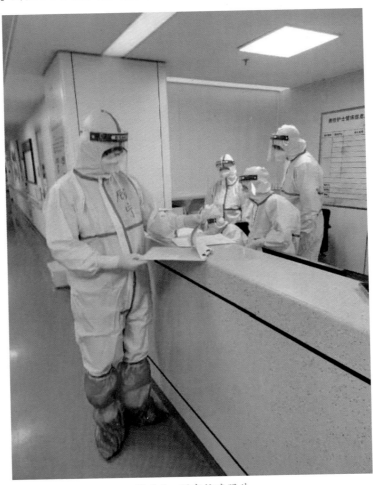

图 6-5　顾宁抗疫照片

六、韩学杰（中国中医科学院）

　　2020 年新型冠状病毒感染的感染疫情防控工作期间，韩学杰主任医师担任中国中医科学院中医临床基础医学研究所中医药海外抗疫平台中医专家，参与搭建中医药全球抗疫平台，负责海外外交官的连线健康咨询工作和中医治疗新冠感染的科普视频录制工作。此外，作为中医药标准化中心执行主任，切实履行中心主任职责，带领团队积极参与所内疫情防控宣传和引导，2020 年 12 月，中医药标准化中心荣获"抗击新冠肺炎疫情先进集体"（图 6-6）。

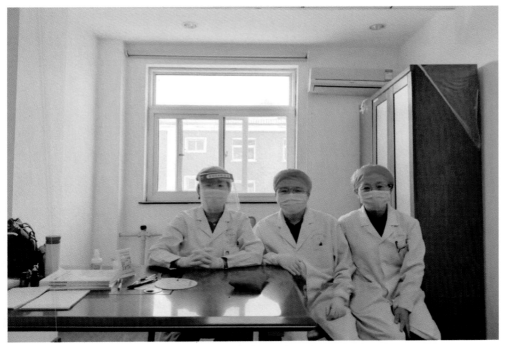

图 6-6　韩学杰抗疫照片

七、胡志耕（山西中医药大学附属医院）

作为山西省第 11 批赴鄂医疗队的中医专家组成员，在武汉疫情最高峰的 2 月 18 日抵达武汉，在新冠重症定点医院——武汉肺科医院工作到 3 月 31 日省属医院最后一批撤离。在一个多月的抗疫前线，始终保持着高昂的工作热情，克服年龄大体力弱等各种困难，把全部的心血和智慧投入到治病救人中，还创造性地开展中医特色的贴敷治疗等工作，取得了良好的临床效果，患者满意度高。此外，作为该批次医疗队党支部监察委员，除了完成好本职医疗工作外，还承担了团队建设、作风锻造、思想统一等队员管理工作，经常是临床工作结束，又接着开会研究和部署团队的其他工作，虽然是高强度高压力高风险的运转，但还是把各项工作安排得井井有条、卓有成效，为抗疫任务的圆满完成做出了积极的贡献（图 6-7）。

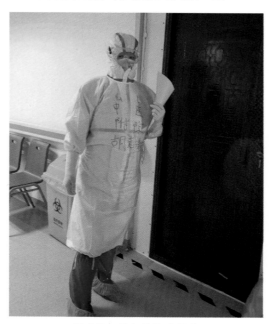

图 6-7 胡志耕抗疫照片

八、姜德友（黑龙江中医药大学）

　　姜德友教授积极参与疫情防控，发挥中医药专业优势，科学普及宣传中医药抗疫知识，专注中医药疫情防控学术研究。任黑龙江省新冠感染中医医疗救治专家指导组副组长，参与制定《黑龙江省新型冠状病毒肺炎中医药防治方案》，主持制定《龙江医派研究会新冠肺炎中医药防治专家共识》，指导抗疫人员诊治工作，发表抗疫科普文章及论文数十篇，陆续被各大媒体平台报道转发。主讲抗疫相关讲座，累计听众数十万人，受到中华中医药学会通报表扬（图6-8）。

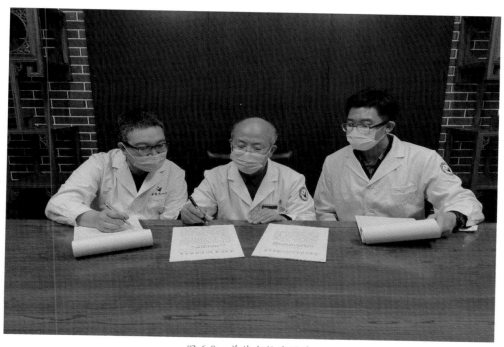

图6-8　姜德友抗疫照片

九、刘亮（湖北省中医院）

　　2020 年 1 月 26 日，正月初二，疫情升温，刘亮医生接到通知，紧急为湖北省中医院花园山院区隔离病房肺二病区的 4 个危重患者行中心静脉置管手术，给四个患者置管长达 2 个多小时，中途不愿休息。面对新型冠状病毒感染重症患者，每一次有创操作都存在着受感染的风险，刘亮医生无丝毫畏惧；2 月 7 日，新冠感染疫情防控形势愈发严峻，接上级通知前往武汉市武昌区地球村隔离点为 60 个发热和疑似患者取核酸，充分发扬党员的先锋模范作用；2 月 8 ～ 15 日，发热门诊患者急剧上升，刘亮医生申请前往一线发热门诊，24 小时战斗在一线；2 月 15 ～ 25 日，科室申请去光谷隔离病房肺 13 病区，经院领导批准，胡有志主任带着刘亮医生等心血管病科全体医护人员前往肺 13 病区救治危重患者。疫情发生以来，刘亮医生每天高强度上班，任劳任怨，不负重托，无愧领导和老百姓的期望，乘风破浪，所向披靡！（图 6-9）

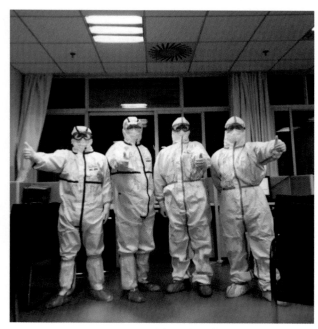

图 6-9　刘亮抗疫照片

十、刘仁斌（十堰市人民医院）

在疫情开始初期，积极组织新冠感染防疫工作，推出老少皆宜的"扶正防感饮"，经主管部门备案批准生产，累计生产 23000 余包，受到全院职工和院外众多单位、机构欢迎，产品供不应求，在全院及市新冠感染疫情防控工作中发挥了重要作用。多次奔波于周边两个县市 10 余家县级及乡镇医院指导抗疫工作。

在十堰市开始组织中医治疗小组时，主动请缨奔赴一线，担任十堰市中医治疗组组长。在对确诊患者治疗上，参考国家、省、市相关治疗指南，结合本地区患者特点，推出了六个协定方。创新性采取现代化"量化施治"替代传统的"辨证施治"，让临床西医医生便于、乐于运用中医药，落实中西医结合治疗，从而达到了对所有确诊患者 100% 使用中医药治疗。共接诊救治 165 名患者，其中危重症患者 16 名，治愈率达 100%，确诊患者零死亡。疫情期间不忘关心家乡父老乡亲，自筹资金购买 20 余桶消毒剂捐赠给当地政府。为了更安全、更方便的解决老百姓预防新冠感染需求，联合网络平台建立了基于互联网医院的无接触式的治疗体系，取得了良好的社会效益。在疫情期间，申报了两项中医药预防新冠感染的科研课题并获得通过，为了今后的抗疫工作积累了更多更好的经验（图 6-10）。

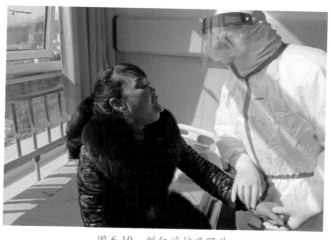

图 6-10 刘仁斌抗疫照片

十一、卢健棋（广西中医药大学第一附属医院）

　　作为广西壮族自治区新型冠状病毒感染的防治专家组成员和中医药救治专家组副组长，卢健棋多次深入定点医院对新冠感染患者进行中医诊疗及数据收集，参加广西壮族自治区及湖北省十堰市疑难危重症患者远程会诊近 20 次，带队至百色、防城港、钦州市开展大规模核酸检测工作，共计完成约 30 万人次的核酸采样样本量，并亲自到广西边境地区对新冠感染患者开展综合救治指导工作，成功救治自治区本土和境外输入新冠感染患者、无症状感染者 400 余例（图 6-11）。

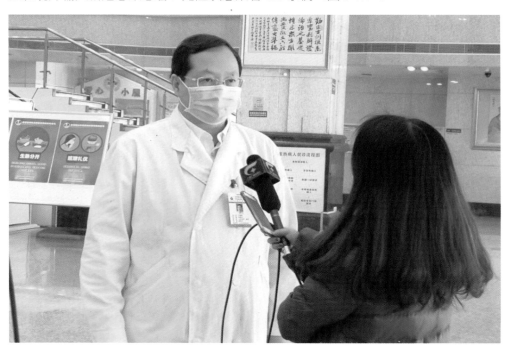

图 6-11　卢健棋抗疫照片

十二、毛静远（天津中医药大学第一附属医院）

　　自疫情发生以来，毛静远教授一方面研究部署院内新冠感染疫情防控，一方面组建援助湖北医疗队及参加定点海河医院医疗救治相关工作，从战"疫"初起就统筹部署三线作战。同时毛静远教授作为天津市定点海河医院中医会诊专家组长，负责天津市确诊病例中医会诊工作，揭示了天津地区新型冠状病毒感染患者中医证候分布特点及用药规律，制定了《新型冠状病毒肺炎中医诊疗天津方案》，为疫情的中西医结合有效防控提供了方案指导和技术支持（图6-12）。

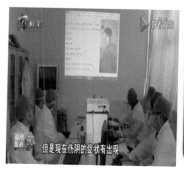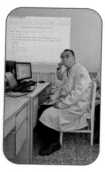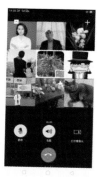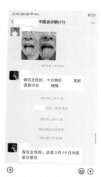

"里应外合"会诊模式---视频连线　　　　　　　"里应外合"会诊模式---线上讨论

图6-12　毛静远抗疫照片

十三、毛以林（湖南省中医院）

　　2020年新冠疫情暴发后，积极投身于疫情防控工作，为湖南省新冠感染诊疗方案第二版、第三版制定专家之一。并作为援鄂中医国家队队员赴武汉市江夏区大花区方舱医院工作，任湖南省国家中医队党委委员、医务部长、湘五病区主任，因工作突出，被评为"湖南省新冠肺炎疫情防控先进个人"并记大功，中华中医药学会予以通报表扬（图6-13）。

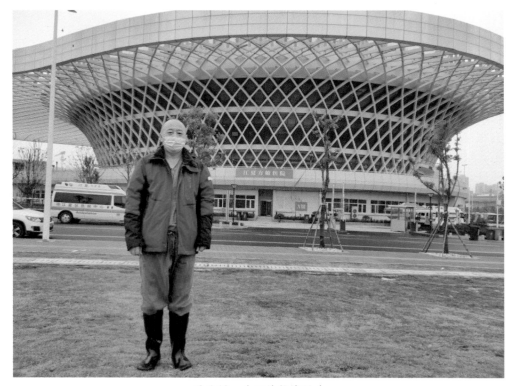

图6-13　毛以林抗疫照片

十四、王丽颖（中国中医科学院）

在2020年新型冠状病毒感染的疫情防控工作期间，王丽颖研究员牢记共产党员的使命和担当，积极投身中国中医科学院疫情防控的后方科研工作中，推进针对新冠感染有效方剂清肺排毒汤的循证研究工作，参与中医药防治突发传染病的体系建设平台。2020年12月，荣获中国中医科学院"抗击新冠肺炎疫情先进个人"（图6-14）。

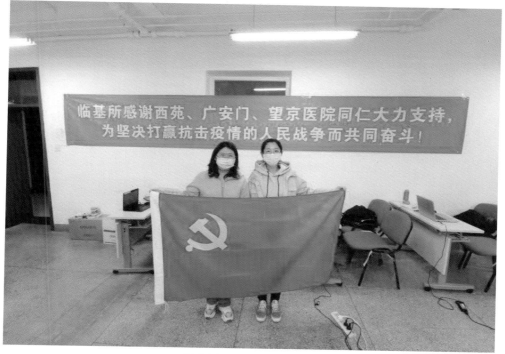

图6-14　王丽颖抗疫照片

十五、王庆高（广西中医药大学第一附属医院）

2021年3月17日，应科摩罗政府邀请，由国家卫生健康委组建、广西选派的中国援科摩罗短期抗疫医疗队万里驰援科摩罗抗击疫情。作为队里唯一的中医专家，在援科期间，王庆高教授除了积极投身到技术交流培训、疫苗接种、提升新冠检测能力和促进患者诊疗康复等工作外，还能充分发挥中医药在疫情防控工作中的优势，为科方制定了一人一策的中西医结合诊疗方案，成功帮助多名无症状感染者康复，并防止了轻症向重症转化，获得了科摩罗总统亲笔签发的荣誉证书（图6-15）。

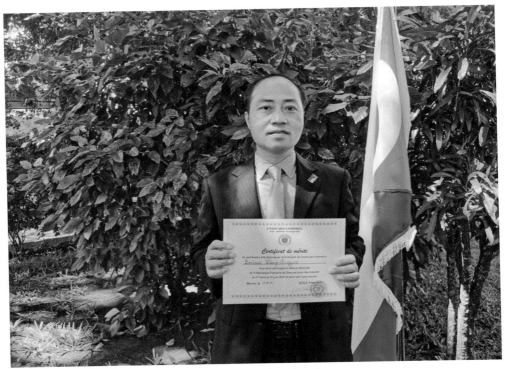

图 6-15　王庆高抗疫照片

十六、王贤良（天津中医药大学第一附属医院）

新型冠状病毒感染疫情初期，王贤良主任全力参与发热门诊鉴诊工作，积极投身疫情防控，作为天津市新冠感染救治定点医院中医会诊专家组秘书参与多学科会诊，共同执笔《新型冠状病毒肺炎中医诊疗天津方案》。2022 年 4 月，王贤良同志作为医院援沪医疗队队长、上海新国博方舱医院 N2 舱负责人、临时党支部书记，带领 60 名队员的队伍奔赴上海抗疫一线，采用包括中药制剂、胜冠康复功、八段锦等在内的中医药干预手段，提高了方舱患者的整体救治效果。历经 57 天艰苦战疫，带领团队救治出院患者四千余人，圆满完成援沪医疗救治任务（图 6-16）。

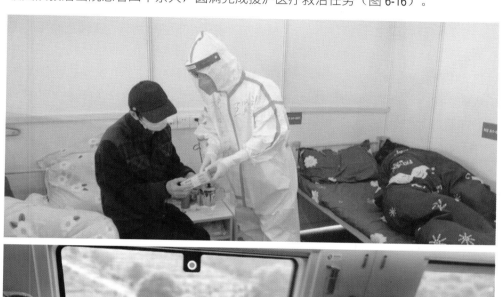

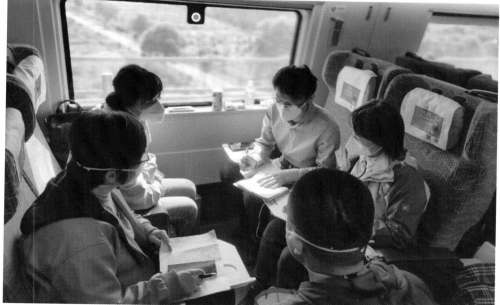

图 6-16　王贤良抗疫照片

十七、王昃睿（襄阳市中医院）

作为心病科的主任医师，也是两度参加"非典"和"新冠"的抗疫一线老兵。在襄阳市抗击疫情期间，她承担了隔离感染病区的临床救治及医疗质量管理工作，她带领中医救治小组，深入病房，为患者把脉问诊，查看舌苔，辨证分析，提供科学、精准的中医诊疗措施。同时，加强在对轻症患者及早治疗的同时，尽可能减少轻症患者向重症发展。她充分发挥中医药特色新型冠状病毒感染的治疗优势，不顾个人安危，始终心怀敬畏，把患者安危放在首位，认真分析每一例入院患者的肺部 CT 和进展情况，关注着每一位患者的临床症状的变化，及时向医院专家组汇报并适时开通远程会诊，不遗漏任何一个症状、细节，不放过任何一个病情可能进展的患者。王昃睿管辖的病区，患者中药使用率达到 100%，治愈率达 93.7%，持续有患者经中医治疗痊愈出院（图 6-17）。

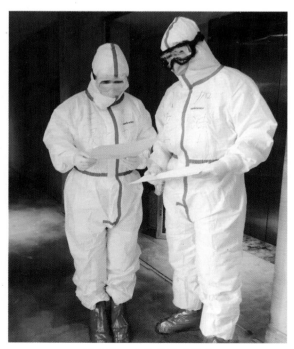

图 6-17　王昃睿抗疫照片

十八、许滔（贵州中医药大学第二附属医院）

2020年初，疫情肆虐，许滔主任积极响应医院及贵州省抗疫指挥，1月28日代表贵州省中医专家组参加省内一线疫情防控工作，2月科室人员医护4人主动请战参加武汉保卫战，进驻武汉方舱医院，许滔主任作为贵州中医专家参与制定《贵州省新型冠状病毒性肺炎中医药防治参考方案》二、三、四版及《贵州省新型冠状病毒性肺炎恢复期中医康复方案》，作为贵州省新冠感染诊疗核心专家四上将军山，在疫情最严重时坚守岗位，从疫情最前线到大后方，心内科在许滔主任带领下勇往直前、不曾退缩，体现了伟大的抗疫精神，疫情防控常态化工作形势下，继续严格按照医院防控要求守护贵州人民健康（图6-18）。

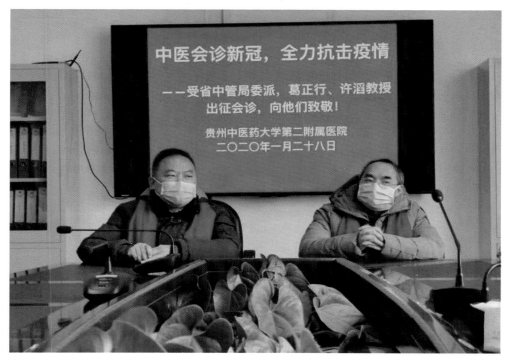

图6-18　许滔抗疫照片

十九、薛一涛（山东中医药大学附属医院）

　　新型冠状病毒感染疫情出现后，薛一涛教授作为山东中医药大学附属医院新冠感染疫情处置工作领导小组的负责人，分析研判医院疫情防控形势，研究部署新冠感染疫情防控工作，把最新的新冠感染诊疗方案的培训覆盖到医疗、护理的各个环节。并关爱援鄂医护人员及家属，处理好疫情防控和医疗工作的关系，在做好疫情防控工作的同时，积极思考如何在复诊后开展工作，为打赢疫情防控阻击战奠定了坚实基础，被评为"山东省抗击新冠肺炎疫情先进个人"（图6-19）。

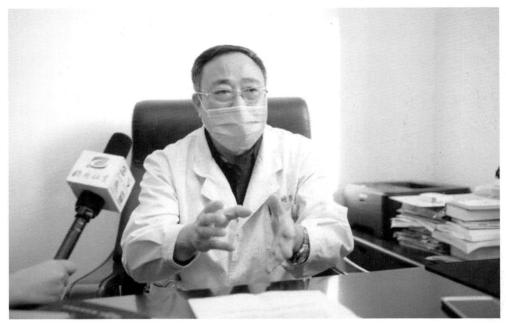

图 6-19　薛一涛抗疫照片

二十、杨波（湖北省中医院）

在 2020 年这个不平凡的春节，随着 1 月 26 日该科第一例新冠感染患者的出现，作为党支部书记，身先士卒，不畏病毒，带领大家奋战在一线。该团队认真学习研究新冠病毒防治指南，采用中西医结合方法，尤其是大胆采用中药辨证施治，在改善患者咳嗽发热等临床症状，控制病情发展方面取得了较满意的效果。该科患者病情逐渐控制，但武汉市的疫情却越来越严重。为了更好地服务新冠患者，杨波同志联合科主任主动向院领导请缨，要求去最危险的定点医院成立隔离病房，并要求管理重症患者。院领导批准其请求，于 2 月 15 日整体转战至光谷分院成立了肺 13 科，连续数日不分昼夜收治 30 多个重症患者。对于重症患者，不仅给予药物治疗，还要进行静脉置管、呼吸机辅助等有创操作。由于采用西医抢救、中医调治、心理辅助等多种方案，治疗效果满意（图 6-20）。

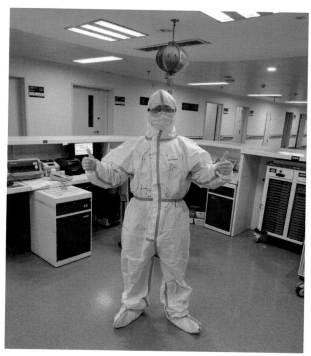

图 6-20　杨波抗疫照片

二十一、杨忠奇（广州中医药大学第一附属医院）

新冠感染疫情发生后，杨忠奇同志主动请缨驰援武汉，坚决贯彻习近平总书记重要指示批示精神和党中央决策部署，担任国务院联防联控机制科研攻关组中医药专班临床救治组专家、国家中医药管理局应急研究专项专家组副组长，带领广州中医药大学第一附属医院援湖北医疗队开展临床救治和科研攻关工作。开展"应对新冠感染中药方剂的真实世界临床研究"，及时收集、总结中医药在防治新冠感染临床病例，为国家总结治疗新冠感染有效方药——"三方三药"提供了宝贵的数据支持。在疫情防控战斗中，充分展现了杨忠奇教授攻关克难的业务能力、无私奉献的高尚情操、严谨求实的专业精神（图6-21）。

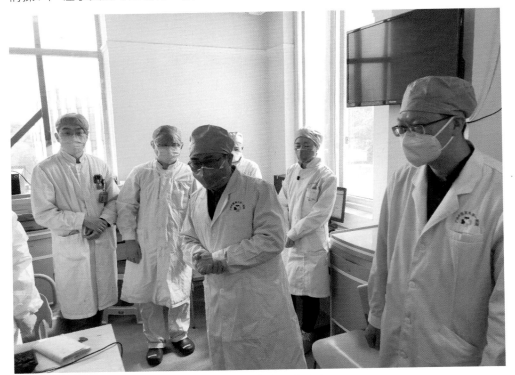

图 6-21　杨忠奇抗疫照片

二十二、袁天慧（广州中医药大学第一附属医院）

作为广州中医药大学第一附属医院第三批援湖北国家医疗队成员，国家中医药管理局应急研究专项组成员，参与武汉地区各方舱医院及当地医院开展中医药治疗新冠感染救治和科研工作。

结合武汉地区方舱医院和定点医院临床实际，在杨忠奇教授指导下设计、并组织及实施"应对新冠感染中药方剂的真实世界临床研究"，获得科技部立项。作为骨干参与设计"清肺排毒汤治疗新型冠状病毒感染临床研究方案"，在江夏方舱医院、仙桃人民医院、黄冈中心医院组织推广实施。开展新冠康复颗粒对新冠感染出院患者躯体及心理康复的临床研究，获广东省教育厅重点项目资助（图 6-22）。

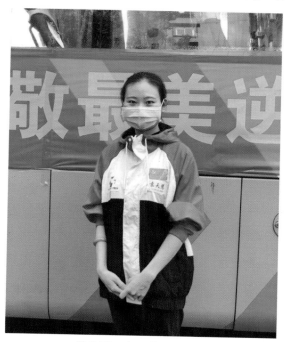

图 6-22　袁天慧抗疫照片

二十三、张宜滨（天津市中西医结合医院）

　　天津市中西医结合医院·南开医院第二批援鄂医疗队领队兼临时党支部书记，带领本院 10 名队员随天津市第六批援鄂医疗队（国家中医医疗队），于 2020 年 2 月 10 日启程，参与武汉江夏方舱医院确诊新冠感染轻症患者诊治医疗工作。经过一个月的努力工作，张宜滨所在的"天一"病区共收治 103 名新冠感染患者，治愈出院 90 人，13 人转往定点医院继续接受治疗，做到了"医护零感染、患者零死亡、病情零转重、出院零复阳、患者零投诉、救治零差错"的 6 个零工作总目标，向党和人民交出了一份满意的成绩单。参与国家中医药管理局科技司专项课题 1 项，荣获武汉江夏方舱医院首批先进个人荣誉称号（图 6-23）。

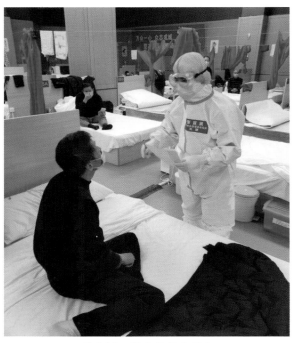

图 6-23　张宜滨抗疫照片

二十四、周渭（重庆市铜梁区中医院）

新冠感染疫情来临，周渭同志报名参加了疫情防控志愿者服务队，参与院内专家组会诊，前往区新冠感染定点救治医院蒲吕院区参与疑似病例患者的查房，而且响应号召，多次请缨参加湖北一线战斗。其在孝感市第一人民医院新冠感染重症病房工作时，运用中医药减少重症发生率、减少死亡率，减轻患者运用西药的副作用，在疫区积极运用八段锦、中药热奄包、穴位贴敷等手段改善患者症状，100% 运用中医药诊治患者。该团队救治过程中累计治愈出院 70 余人，无一例轻症转重症病例、无一例死亡病例，离开孝感时，经该组治疗患者无一例复阳患者，至今为止孝感市第一人民医院新冠感染治愈率高达 99%（图 6-24）。

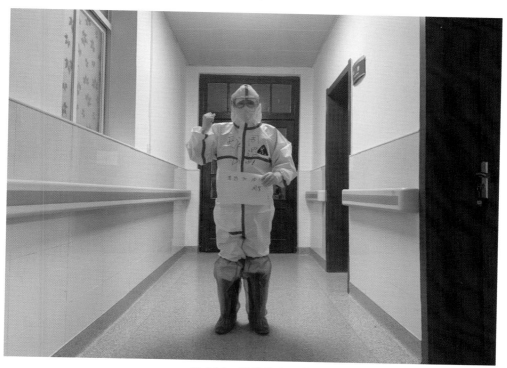

图 6-24　周渭抗疫照片

二十五、朱明军（河南中医药大学第一附属医院）

新冠感染疫情出现以来，认真贯彻习近平总书记重要指示精神和中共中央政治局常务委员会会议精神，朱明军教授把疫情防控作为当前最重要的工作来抓，按照全国新冠感染防控指挥部和省、市、区有关防控工作要求，身先士卒、靠前指挥，动员全院力量开展疫情防控工作，充分发挥中医药优势，做到确诊病例中医药参与治疗占比达 100%，收治急危重症患者有效率达 100%，医院收治的新冠感染患者全部治愈出院，织就了医院疫情防控的严密防线（图 6-25）。

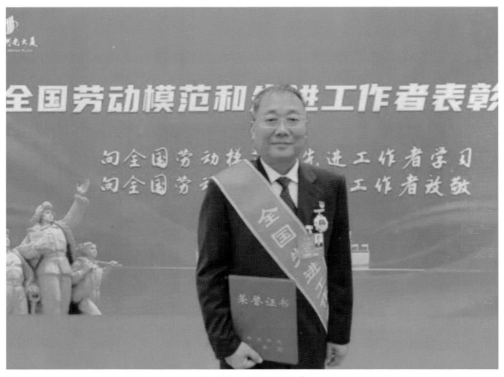

图 6-25　朱明军照片

二十六、祝炜（武汉市中西医结合医院）

　　2020 年的春节，注定是一个不寻常的春节。全国人民都在经历一场没有硝烟的战争，武汉成为这场战争的主战场。

　　祝炜 1 月 21 日参加了医院发热门诊的加强班，1 月 24 日接到医务处通知，紧急集合、培训，成立新的急诊团队。新急诊实行"两人三岗"排班制，急诊观察室里基本都是确诊的新冠感染患者，一线工作极为繁忙而有序，观察生命体征、及时处理并发症、上呼吸机、抢救，几乎没有停歇。外面还有源源不断的"120"送诊和自行前来就诊的患者。2 月 11 日，武汉市第一医院成为新冠感染重症救治定点医院，新急诊团队圆满完成使命。2 月 13 日，再次接到通知负责感染 26 病区。经过中西医结合治疗，至 3 月 16 日，感染 26 病区大部分患者治愈出院，无死亡，余 4 名康复期患者转武汉市肺科医院继续治疗（图 6-26）。

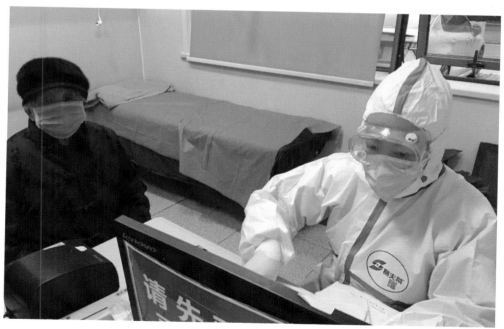

图 6-26　祝炜抗疫照片

二十七、邹旭（广东省中医院）

广东省中医院重症医学科大科主任，广东省中医院胸痛中心主任，担任国家援助湖北第四支中医医疗队广东队领队，武汉雷神山医院 C6 病区负责人，所在雷神山医疗队获中共中央宣传部"时代楷模"称号。国务院联防联控机制专家组成员，驰援多地抗疫，2022 年为中央援港抗疫中医专家组成员。发挥针药结合优势，专利"扶正救肺药物组合物及其应用"成果转化。获"中国好医生""广东省抗击新冠肺炎疫情先进个人"等称号（图 6-27）。

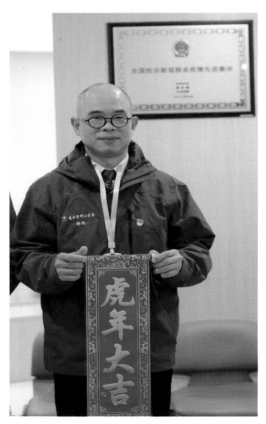

图 6-27 邹旭照片

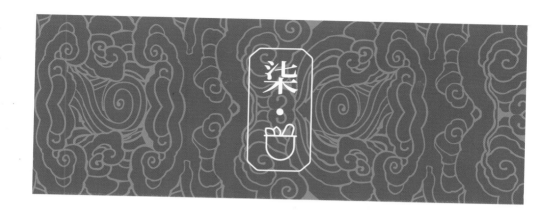

第七章

精准扶贫及乡村振兴

　　为进一步提升基层医疗能力，改善贫困地区人民的健康状况，助力脱贫攻坚工作，中华中医药学会心血管分会专家团队近年来在多个边远地区举办基层医疗帮扶及义诊送温暖活动。本书中收录了自2019年以来学会专家团队深入基层医院相关活动事迹，展现了名医大家在帮扶基层工作上做出的突出贡献。

一、2019 年精准扶贫及乡村振兴活动

（一）中华中医药学会心血管病分会医疗帮扶活动（甘肃陇南站）

2019 年 7 月 15 日，李应东教授、刘凯教授、常建勋教授、赵信科博士、易华教授、马红斌教授、吴丽萍教授、武权生教授等 16 名中华中医药心血管分会专家前往甘肃省陇南市宕昌县八力镇看望慰问生活困难群众、详细了解贫困户生产生活情况；16 日开展义诊活动共接待群众 200 余名，并向当地群众免费赠送药品，发放健康知识手册，受到广大人民群众的欢迎与好评。此次活动旨在不忘初心，牢记使命，深入基层，送医送药送健康，有效解决帮扶点群众因地处偏远、寻医就诊困难的问题，让当地群众在家门口享受到三甲医院的医疗服务（图 7-1）。

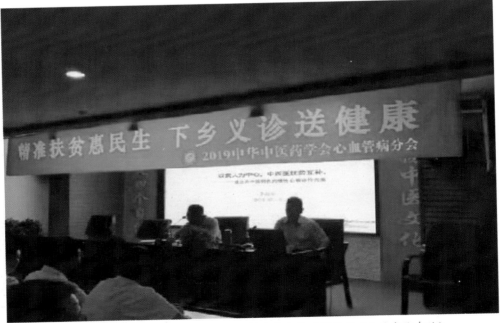

图 7-1　2019 年中华中医药学会心血管病分会医疗帮扶活动（甘肃陇南站）

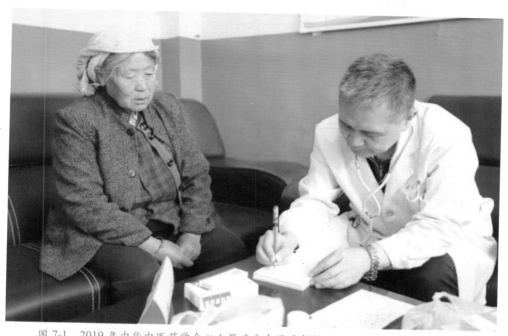

图 7-1　2019 年中华中医药学会心血管病分会医疗帮扶活动（甘肃陇南站）（续）

（二）中华中医药学会心血管病分会专家基层医疗扶贫活动（甘肃碌曲站）

2019 年 9 月 1 日，毛静远教授和李应东教授代表中华中医药学会心血管分会向甘肃省碌曲县百姓捐赠药品和生活物品及提供免费义诊、查房巡诊、入户慰问。在活动现场，毛静远教授、李应东教授、安毅教授、王贤良教授、刘凯教授等中华中医药心血管分会专家向患者们耐心询问病情，介绍治疗方法，藏族阿爸阿妈们排着长队等候着专家、名教授诊断疾病，小小的义诊棚把医疗专家和藏族同胞包裹得更紧密（图 7-2）。

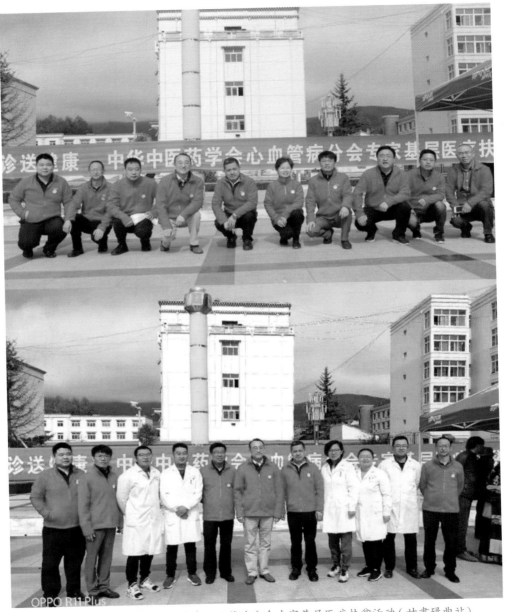

图 7-2　2019 年中华中医药学会心血管病分会专家基层医疗扶贫活动（甘肃碌曲站）

（三）中华中医药学会心血管病分会专家基层医疗扶贫活动（广西隆安站）

为助力脱贫攻坚工作，切实提高我国中医心血管病基层医师诊疗技术和学术水平，缓解基层群众看病难问题，2019 年 11 月 24 日，由中华中医药学会心血管病分会派出毛静远教授、李应东教授、林谦教授、王贤良教授、王庆高教授等 20 余名专家到广西隆安县中医医院及南圩镇联伍村开展"中华中医药学会心血管病分会专家基层医疗扶贫（广西隆安站）暨广西中医药大学第一附属医院'不忘初心、牢记使命'主题教育专家博士团义诊活动"。在现场，毛静远教授带领团队进行了教学查房，开展了义诊活动，受到当地群众的一致好评（图 7-3、图 7-4）。

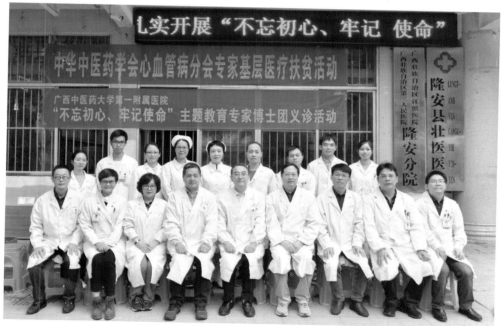

图 7-3 2019 年中华中医药学会心血管病分会专家基层医疗扶贫活动（广西隆安站）

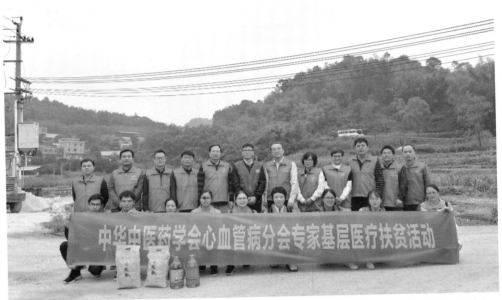

图 7-3 2019 年中华中医药学会心血管病分会专家基层医疗扶贫活动（广西隆安站）（续）

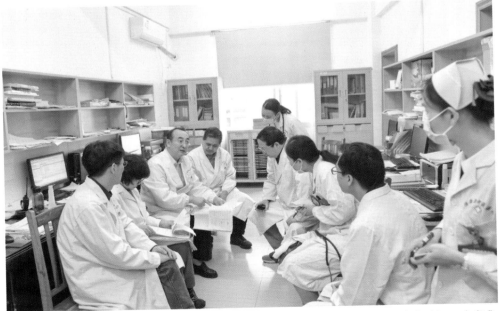

图 7-4 2019 年中华中医药学会心血管病分会专家基层医疗扶贫活动（广西隆安站）。专家集
体会诊讨论病历

二、2020 年精准扶贫及乡村振兴活动

（一）中医药健康扶贫甘肃巡回医疗活动

在 2020 年 7 月中医药健康扶贫甘肃巡回医疗活动中，陈联发教授、李彬教授等 9 名中医药专家通过现场授课、远程会诊、扶贫义诊等多种途径，在全国尤其是革命老区、少数民族地区、边疆地区开展基层医疗帮扶活动，对甘肃省巡回地区医务人员开展培训，提高基层医疗单位心血管病中医药防治能力和水平，促进优质资源下沉，提高巡回地区医务人员中医诊疗服务能力和临床技术水平（图 7-5）。

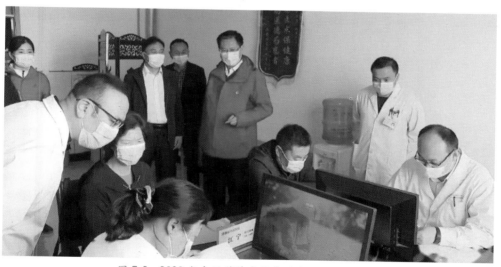

图 7-5　2020 年中医药健康扶贫甘肃巡回医疗活动

（二）中华中医药学会心血管病分会安徽太和县义诊活动

2020 年 10 月 28 日，为深入了解受援地需求，弘扬中医药特色，制定切实可行的帮扶措施，毛静远教授、王贤良教授带领的中华中医药心血管分会专家组主动摸

查贫困山区县中医院基本情况，结合当地实际，制定帮扶措施，在安徽省太和县中医院开展了学术讲座、教学查房及扶贫义诊，最大限度地提高受援地医疗水平（图7-6、图7-7）。

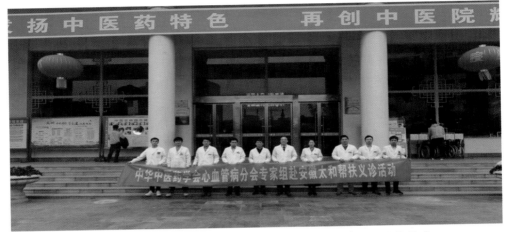

图7-6　2020年中华中医药学会心血管病分会安徽太和县义诊活动

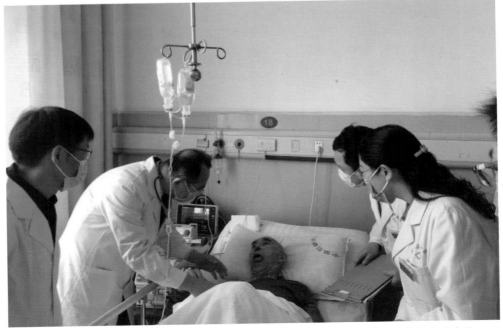

图7-7　2020年中华中医药学会心血管病分会安徽太和县义诊活动。毛静远专家会诊

（三）中华中医药学会心血管病分会广西巴马扶贫义诊活动

2020 年 12 月 25 日，在广西巴马"党建引领送健康，医路前行暖人心"扶贫义诊活动现场，卢健棋教授团队组织多名中华中医药心血管分会专家为群众听诊、测血压并详细询问群众的身体状况，耐心分析病情，为有需要的患者指导下一步的诊疗方向。还耐心对患者的日常保健、常见病、多发病的预防和常用药服用等方面进行讲解指导，帮助患者掌握基本的健康保健知识和技能（图 7-8）。

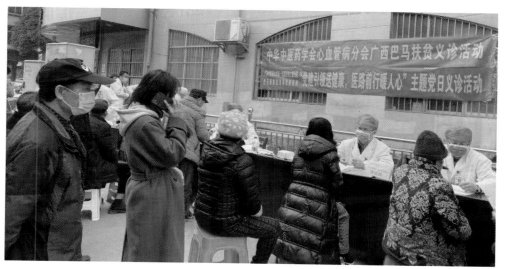

图 7-8　2020 年中华中医药学会心血管病分会广西巴马扶贫义诊活动

三、2021 年精准扶贫及乡村振兴活动

（一）中华中医药学会心血管病分会安徽太和县义诊活动

2021 年 3 月，中华中医药学会心血管分会主任委员毛静远教授赴安徽省太和县中医院开展科普义诊、教学查房等活动，为安徽太和县人民群众的健康保驾护航。

此公益活动深入基层医院，对于提高基层医疗单位心血管病中医药防治能力和水平，传承中医文化，提升基层医疗能力，均衡地区医疗资源，传播科学的疾病健康管理模式有重要意义（图7-9）。

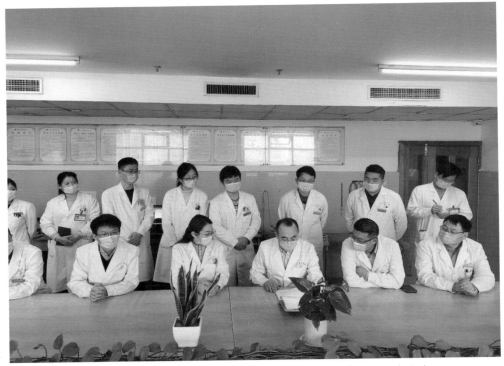

图 7-9　2021 年中华中医药学会心血管病分会安徽太和县义诊活动

（二）中华中医药学会心血管病分会广西隆安义诊活动

2021 年 6 月 30 日，卢健棋教授团队组织广西中医药大学第一附属医院心血管疾病防治领域的相关中华中医药心血管分会专家学者，于广西隆安县开展了"感恩党、跟党走、我为群众办实事"公益诊疗活动，同时对群众进行科普宣传。此公益活动对于均衡地区医疗资源，提升基层医疗能力，传播科学的疾病健康管理模式有重要意义，促进了受助地基层医疗机构心血管疾病防治事业的发展（图7-10）。

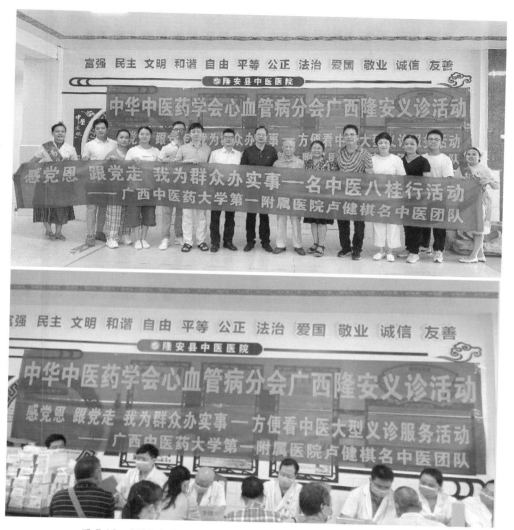

图 7-10　2021 年中华中医药学会心血管病分会广西隆安义诊活动

（三）中华中医药学会心血管病分会医疗帮扶活动（甘肃陇南站）

　　为进一步巩固提高对口帮扶成效，使对口帮扶工作更深化、更高效达成合作共赢。2021 年 3 月、5 月、7 月、9 月、10 月，中华中医药学会心血管分会副主任委员李应东教授组织专家到宕昌县中医院及帮扶点开展义诊、讲座、查房等一系列医疗活动。这些公益活动的开展，为普通患者提供了面诊医疗专家的快速通道，专家组先后为8名患者联系到省城医院就医。

（四）中华中医药学会心血管病分会广西隆安学术讲座活动

为大力发挥中医药特色优势，推广广西传统非药物治疗适宜技术，2021年11月30日～12月2日，由广西中医药大学承办、隆安县中医医院协办的2021年全区心血管内科中医优势病种诊疗方案基层推广培训班暨全区中医治疗适宜技术推广培训班在广西南宁隆安召开，同期举办"广西名中医八桂行"活动。广西名中医、医院副院长卢健棋，隆安县卫生健康局副局长周芳，隆安县中医医院院长农小宝，隆安县中医医院副院长杨启平等出席会议。来自全区各级中医、中西医结合、民族医疗机构的近200名临床骨干现场参加会议，会议开幕式由杨启平主持。

在开展学术讲座的同时，刘运珠教授、冯卓副教授深入内科病房进行教学查房，与隆安县中医医院医护人员进行探讨交流，解决诊疗过程中的疑难困惑，并给予技术指导及示教。另外，专家团队一行还在隆安县中医医院开展健康义诊活动，对大家在健康问题上提出的疑问给出专业解答，引导广大群众在日常生活中养成健康的生活方式，预防和减少疾病的发生。此次活动以学术讲座、教学查房、健康义诊、实操指导等丰富多样的形式，为基层医院送去广西区域中医心血管病诊疗方案、高血压中西医治疗策略，以及黄帝内针、六气针法、灸法等中医外治适宜技术，同时也为当地患者提供简、便、验、廉的中医特色诊疗服务，以实际行动为群众办实事。（图7-11）。

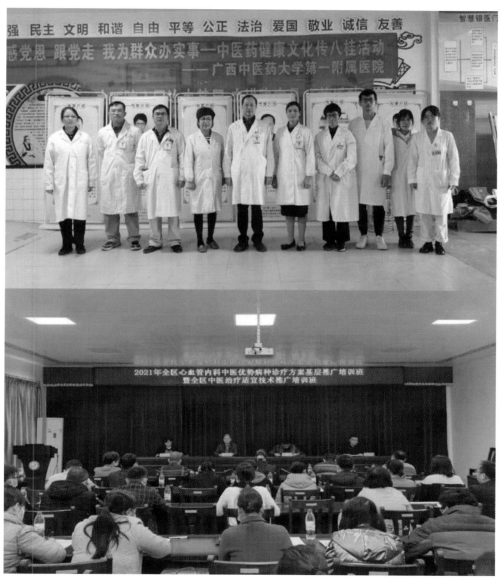

图 7-11 2021 年中华中医药学会心血管病分会广西隆安学术讲座活动

四、2022 年精准扶贫及乡村振兴活动

（一）中华中医药学会心血管病分会广西上林县义诊活动

2022 年 8 月 25 日，本着贴近实际、贴近生活、贴近群众的宗旨，为了不断提高群众满意度，提升服务质量和服务水平，中华中医药学会心血管分会举办了广西上林县义诊活动，卢健棋教授等专家为群众解答常见病、慢性病的咨询，初步筛查，并普及医学常识和健康知识，倡导健康生活方式，引导群众科学就医。此次公益诊疗活动切实为患者办实事、做好事、解难事，真正把关怀温暖带给广大患者（图7-12）。

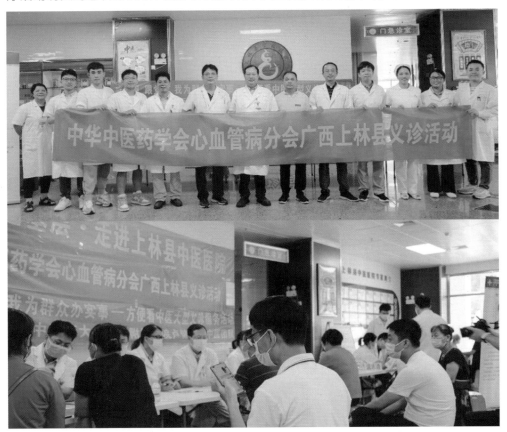

图 7-12　2022 年中华中医药学会心血管病分会广西上林县义诊活动

（二）中华中医药学会心血管病分会广西百色市义诊活动

2022 年 9 月 22 日，卢健棋教授带领中华中医药心血管分会专家团队在广西百色市中医医院综合楼大堂开展义诊活动。义诊现场群众热情高涨，患者们早早前来排队，义诊专家们为患者及社区居民提供专家义诊、现场指导、患者交流、测量血压等健康服务。并根据患者的病情提出科学的诊疗意见，并讲解相关健康知识，使老百姓在家门口就能享受到广西名中医团队的优质诊疗服务（图 7-13）。

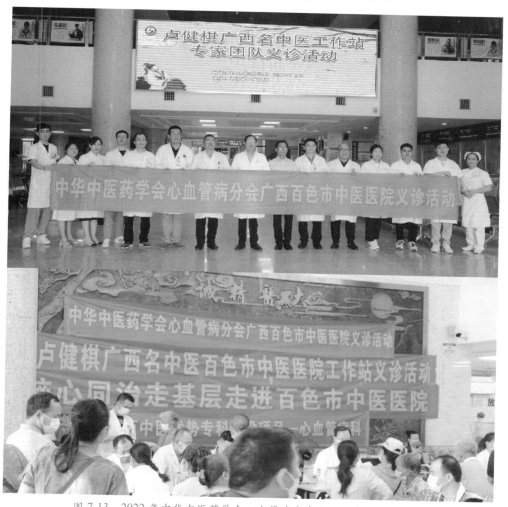

图 7-13 2022 年中华中医药学会心血管病分会广西百色市义诊活动

（三）中华中医药学会心血管病分会广西凌云县中医医院义诊活动

金秋十月，喜迎党二十大召开之际，卢健棋名中医学术团队于 2022 年 10 月 12 ～ 13 日赴凌云县中医医院开展"广西中医优势专科建设项目"相关工作。

10 月 13 日，"卢健棋名中医工作站揭牌仪式"在凌云县中医医院举办，凌云县人民政府肖国权副县长、凌云县卫生健康局吴先湘局长及凌云县中医医院医务人员一同出席本次活动。卢健棋教授等团队成员分别进行《遵循指南浅谈高血压的中西治疗策略》《广西区域中医心血管病（慢性心力衰竭及高血压）诊疗方案解读》《基于气机升降原理，谈谈中风病的治疗》《中医适宜技术推广——中医护理技术在临床实践中的应用》等为主题的学术讲座。讲座后，卢健棋教授深入临床科室实地调研，对临床科室建设提出建议，同时，张志伟等分别深入科室进行了教学查房及病例讨论。义诊活动在凌云县中医医院广场开展，义诊活动现场，前来咨询、问诊的百姓络绎不绝，专家们耐心细致地为百姓量血压、测血糖，结合专科特色及每个就诊百姓的疾病特点，认真检查诊断，对专科疾病的患者提出专业治疗意见，并现场给予用药指导，加强百姓对自我健康管理的认识。

此次工作为基层广大人民群众就近提供了优质医疗服务，今后卢健棋名中医团队将持续发挥名医名家团队作用，长期坚持对基层医疗机构的对口支援活动（图 7-14）。

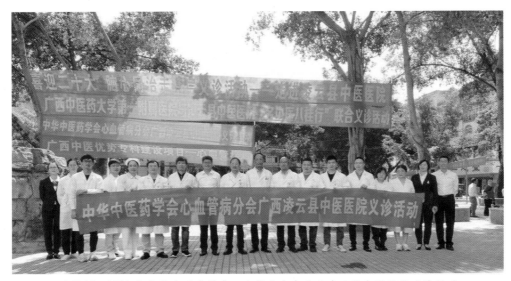

图 7-14 2022 年中华中医药学会心血管病分会广西凌云县中医医院义诊活动

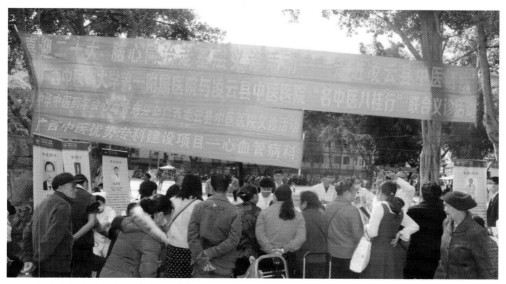

图 7-14　2022 年中华中医药学会心血管病分会广西凌云县中医医院义诊活动（续）

（四）中华中医药学会心血管病分会广西贺州市中医医院义诊活动

为深化市校合作，切实发挥名中医专家作用，提升基层中医药服务能力，加快基层医疗人才培养，满足人民群众对中医药服务的需求，2022 年 8 月 24 ～ 25 日，广西中医药大学第一附属医院副院长、广西名中医卢健棋率博士专家团队一行 11 人到贺州市中医医院，开展 2022 年"广西中医优势专科建设项目——心血管病科"大型中西医专家义诊活动。

义诊现场秩序井然、有条不紊，博士专家团成员认真为前来就诊的群众检查病情并详细询问他们的身体状况，耐心细致地分析病情，认真解答大家关于常见病、多发病的预防诊治及愈后疑难问题，并现场为群众开展送医送药。

博士专家团成员结束义诊后，专程到市中医医院心血管科一区病房进行教学查房，与医院医务人员深入探讨医疗技术、用药经验和诊疗思路，对患者的治疗方案给出了指导性建议。此次活动受到了患者一致好评，赢得了群众的一致点赞（图 7-15）。

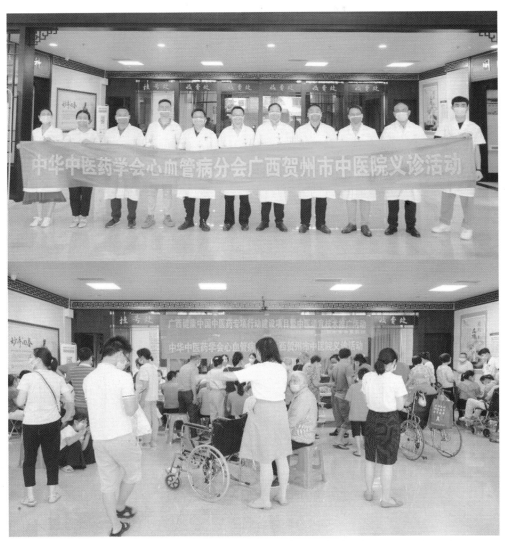

图 7-15　2022 年中华中医药学会心血管病分会广西贺州市中医医院义诊活动

中华中医药学会心血管病分会
传承发展之路

毛静远　主　编

中国中医药出版社
·北 京·

图书在版编目（CIP）数据

中华中医药学会心血管病分会传承发展之路 / 毛静远主编 . — 北京：
中国中医药出版社，2023.3
ISBN 978 – 7 – 5132 – 5235 – 5

Ⅰ . ①中… Ⅱ . ①毛… Ⅲ . ①心脏血管疾病—中医学会—历史—中
国 Ⅳ . ① R259.4–262

中国国家版本馆 CIP 数据核字 (2023) 第 029706 号

中国中医药出版社出版

北京经济技术开发区科创十三街 31 号院二区 8 号楼
邮政编码　100176
传真　010 – 64405721
山东华立印务有限公司印刷
各地新华书店经销

开本 710 × 1000　1/16　印张 16.25　字数 251 千字
2023 年 3 月第 1 版　2023 年 3 月第 1 次印刷
书号　ISBN 978 – 7 – 5132 – 5235 – 5

定价　85.00 元
网址　www.cptcm.com

服 务 热 线　010–64405510
购 书 热 线　010–89535836
维 权 打 假　010–64405753

微信服务号　zgzyycbs
微商城网址　https://kdt.im/LIdUGr
官 方 微 博　http://e.weibo.com/cptcm
淘宝天猫网址　http://zgzyycbs.tmall.com

如有印装质量问题请与本社出版部联系（010–64405510）